全民健康与重点人群疾病防控研究丛书
陕西省高层次人才特殊支持计划项目

U0273712

中国西部地区慢性病及其危险因素15年纵向监测研究

——来自陕西省宝鸡地区的探索与实践

A 15-Year Longitudinal Monitoring Study on Chronic Noncommunicable
Diseases and Their Risk Factors in Western China

—Exploration and Practice from Baoji Area of Shaanxi Province

主　编　邓　峰

副主编　王红林　杨　彪

编　委　邓　峰　王红林　杨　彪　屈　蒙　杨培荣
　　　　郑　丽　赵　丽　周文瑶　王少伟　陈　倩

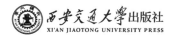

西安交通大学出版社
XI'AN JIAOTONG UNIVERSITY PRESS

图书在版编目(CIP)数据

中国西部地区慢性病及其危险因素 15 年纵向监测研究：
来自陕西省宝鸡地区的探索与实践 / 邓峰主编 . —西安：
西安交通大学出版社，2024.7. —（全民健康与重点人
群疾病防控研究丛书）. — ISBN 978 - 7 - 5693 - 3851 - 5

Ⅰ. R4

中国国家版本馆 CIP 数据核字第 20248V86W5 号

书　　名　中国西部地区慢性病及其危险因素 15 年纵向监测研究
　　　　　——来自陕西省宝鸡地区的探索与实践
主　　编　邓　峰
责任编辑　张永利
责任校对　肖　眉

出版发行　西安交通大学出版社
　　　　　（西安市兴庆南路 1 号　邮政编码 710048）
网　　址　http://www.xjtupress.com
电　　话　(029)82668357　82667874(市场营销中心)
　　　　　(029)82668315(总编办)
传　　真　(029)82668280
印　　刷　西安五星印刷有限公司

开　　本　787mm×1092mm　1/16　印张　10　字数　206 千字
版次印次　2024 年 7 月第 1 版　　2024 年 7 月第 1 次印刷
书　　号　ISBN 978 - 7 - 5693 - 3851 - 5
定　　价　78.00 元

如发现印装质量问题，请与本社市场营销中心联系。
订购热线：(029)82665248　(029)82667874
投稿热线：(029)82668803

前　　言

　　近年来，我国慢性病患病率呈持续较快上升趋势，已成为新时期影响我国居民健康的主要问题。如何有效预防与控制慢性病高发，对于一个人口结构老龄化日趋严重的发展中国家来说，已不仅是一个重大的健康问题，更是一个重大的社会经济问题。

　　目前，诸如高血压、糖尿病、癌症等慢性病一旦发生，多不可治愈，慢性病患病率的持续较快上升，不但严重损害人群健康，而且会产生大量的医疗服务刚性需求和增量，给整个卫生健康系统（包括医疗、医保、医药等）带来严峻挑战。然而，国际经验表明，慢性病在很大程度上可以通过有效的干预措施进行预防。尽管国际上有关慢性病预防控制的研究不少，但现有的研究结果证据绝大多数来自高收入国家或经济较发达地区，而由这些成果转化的经验在低收入和中低收入国家或地区的有效性多数没有证据支持。慢性病的发生、流行及预防控制情况与一个国家或地区的社会经济发展水平密切相关。相比而言，慢性病及其危险因素对低收入和中低收入国家或地区危害更大。我国幅员辽阔，东、中、西部地区之间的社会经济发展水平差异较大。依据社会经济发展水平，选择不同类型区域开展慢性病有效防控模式探索与实践，可能是破解我国慢性病有效防控和健康管理难题的科学选择。

　　宝鸡地区位于我国西部地区（陕西省的西部），从影响慢性病发生、流行及预防控制的主要因素（包括人口学因素、经济因素、社会因素）来看，宝鸡地区在西部地区具有一定代表性，在该地区开展慢性病防控相关的探索与实践，不仅可以为我国西部地区慢性病有效防控提供有益借鉴，而且可以为相关领域研究者提供参考。近15年来，我们课题组以国家、陕西省及宝鸡市有关项目为支撑，以国内外现有研究成果为基础，立足宝鸡地区实际，通过相关理论研究与实践探索，初步形成了具有宝鸡特色的慢性病有效防控模式。我们将近15年来纵向监测调查研究相关结果编辑成书，既有对我们阶段性工作梳理的考虑，又希望能为相关领域研究者和基层实践者提供些参考。

　　由于能力有限，加之研究问题的复杂性及各种主、客观因素限制，书中如有不当之处，敬请读者批评指正。

邓　峰

2023 年 10 月

目　　录

引　言

国际经验表明，站在一定时长的历史长河视角审示，一个国家或地区不同时期或发展阶段的主要健康问题总是在变化的，倒逼这些国家或地区不断调整健康策略，以期实现既定的健康目标。

我国卫生事业改革与发展 70 多年来的历程亦是如此。

（1）中华人民共和国成立初期 30 年（1949—1978 年），我国针对影响城乡居民健康的"三大问题"（即传染病、婴幼儿、孕产妇高死亡率），政府强力推行"初级卫生保健"和"爱国卫生运动"等公共卫生策略，居民健康水平和健康公平性得到了较大提高，被WHO 赞誉为发展中国家普及初级卫生保健的典范和公共卫生重大创举[1-2]，我国人均期望寿命由 1949 年的 35 岁快速提高至 1978 年的 68 岁，30 年累计增长了 33 岁，年均增长 1.14 岁。尽管这一时期的健康策略成绩斐然，但受制于当时社会经济发展水平限制，卫生资源少、医疗水平低、供给能力不足、服务效率不高等问题日渐突出。

（2）随后的 30 年（1979—2008 年），我国主要围绕解决城乡居民看病就医问题，逐步引入市场化机制，先后进行了多轮改革，积极扩大医疗服务供给，在政府投入相对较少的情况下，医疗资源迅速扩张。据统计，1979 年，全国医院床位为 193.2 万张，全国专业卫生技术人员为 264.2 万人[3]；到了 2008，全国医院床位达 403.6 万张，全国专业卫生技术人员达 503.0 万人[4]。虽然这一时期卫生资源迅速扩大，医疗水平和供给能力显著提高，医疗服务效率也明显提升，但由于政府、社会卫生支出构成比降低，个人卫生支出构成比几乎翻番，居民"看病难、看病贵"问题日益突出。据统计，1979 年，全国卫生总费用为 126.19 亿元，其中政府卫生支出 40.64 亿元（占 32.16%），社会卫生支出 59.88 亿元（占 47.41%），个人卫生支出 25.67 亿元（占 20.43%）[3]；到 2008 年，全国卫生总费用达 14535.4 亿元，其中政府卫生支出 3593.9 亿元（占 24.7%），社会卫生支出 5065.6 亿元（占 34.9%），个人卫生支出 5875.9 亿元（占 40.4%）[4]。2007 年 10 月，中国共产党第十七次全国代表大会明确提出了"病有所医"的新一轮医改目标，着力解决群众看病就医问题。

（3）最近 10 余年（2009 年至今）。从 2009 年起，围绕解决群众"看病难、看病贵"问题的新一轮医改拉开了序幕。目前，新医改已走过了 14 年，回头看，取得了不少成就，最为国际社会赞誉的是建立起了覆盖近 14 亿人的全民基本医保体系，极大激发了城乡居民潜在就医需求，全国年诊疗人次由 2009 年的 54.9 亿激增至 2021 年的 84.7 亿，入院人次也几乎翻番（2009 年 1.3 亿人次，2021 年 2.5 亿人次）[5-6]。由于基本医保几乎全覆盖，居民实际就医负担有所减轻[7]。但居民较低的就医负担减轻是用全社会较高的卫生投入换来的，投入与产出绩效并不高。据统计，近20年（2001—2021年）来，我国总人口由12.763亿人增加至14.126亿，增长了10.68%；年总诊疗人次由20.87亿增加至84.70亿，增长了305.85%；年总入院人次由5464万增加至24726万，增长了352.53%；卫生总费用由5150.28亿元增加至75593.6亿元，增长了1367.76%[6,8]。作为一个人均GDP和居民人均可支配收入水平较低的发展中国家，如果照此模式继续下去，客观存在不可持续的问题。

进入新时代，有必要对既往我国卫生发展与改革进行反思。中华人民共和国成立初期30年，我国经济社会发展基础何等薄弱，但我们选对了符合当时实际的健康策略，并依靠强大的政治动员能力，确保了这些策略的落实，取得了国际社会普遍赞誉的健康成就。随后的30多年，虽历经改革，但核心策略一直未变，即"以治病为中心"，导致大量的卫生资金和卫生人力资源配置在了医疗机构。回头看，"以治病为中心"的健康策略并没有换来群众"看病难、看病贵"问题的有效解决。其核心在于：与医疗资源的快速扩张相比，群众的医疗服务需求增长更快；与全社会卫生投入增加相比，医疗费用上涨更快。而医疗费用的过快增长既有就诊、住院总人数快速增长的影响，又有次均门诊费用、人均住院费用快速增长的影响。研究发现，尽管造成医疗费用过快增长的因素是多方面的，但重点是就诊人次、住院人次的逐年快速增加[9]。为什么会逐年出现这么多的新增就医患者？据统计，近10年来，我国年均净增人口不足700万，而年均新增就诊人次2.8亿、新增住院患者1200万。显然，每年出现这么多的新增就医患者不能简单地归因于总人口基数的增加。同时，尽管我国基本医保已近乎全民覆盖，但居民实际医药负担比例仍近50%，居民个人过度医疗似乎也不是大量新增就医患者产生的根本原因。综上，每年新增这么多就医患者，很可能是由全人群患病率上升或者既往病患多数因无法治愈的疾病而需要反复就医造成。如果情况果真如此，显然"以治病为中心"的健康策略无法实现我国居民的"健康梦"。

经过70多年卫生发展与改革，我国居民健康主要问题已发生了深刻变化。据统计，我国1959年传染病死亡率为56.0/10万，2021年为1.57/10万；我国1949年婴儿死亡率为200‰，2021年为5.0‰；我国1949年孕产妇死亡率为1500/10万，2021年为16.1/10万；我国1949年人均期望寿命为35岁，2021年为78.2岁[1,8]。然而，进入21世纪以来，我国慢性病患病率持续较快上升，已成为影响居民健康的主要问题。2009年，时任卫生部部长陈竺指出，如果没有强有力干预措施，未来30年，中国慢性病可能出现"井喷"[10]。WHO有关报告显示，中国因慢性病导致的死亡已占总死亡的89%，而同期因传染性疾病、孕产妇、围产期和营养类疾患造成的死亡仅占总死亡的4%，其余7%的死因构成为损伤[11]。Lancet社论指出，"控制慢性病是中国主要健康挑战"[12]。根据近年来国家有关调查和监测数据综合分析，目前全国有慢性病患者约4亿人，每年新增慢性病患者约2500万人。就目前医疗技术条件而言，慢性病一旦患病，多不可治愈，其间需要反复就医，特别是出现并发症时，需要反复住院治疗，这就客观上造成了大量医疗服务刚性需求与增量。如此庞大的慢性病群体和年均增量，能够较好地解释近年来快速增加的就诊和住院人次。事实上，许多实证研究也证明了这一判断[13-15]。虽然慢性病患病后多不可治愈，但慢性病在很大程度上可以通过有效的干预措施进行预防。作为发展中人口大国、人口结构老龄化日趋严重的国家，且作为健康资源与投入相对有限的国家，我国如何有效预防和控制慢性病高发，已不仅是学术问题，更是重大的现实问题。因此，进入21世纪以来，如何有效预防和控制慢性病高发，已成为我国健康的主要问题。我国应围绕提高全民健康水平总体目标，针对当前健康主要问题的变化及时调整或变革健康策略，以有效应对慢性病持续高发带来的严峻健康挑战。

2016年10月，中共中央、国务院印发了《"健康中国2030"规划纲要》，将"实施慢性病综合防控战略"作为优化健康服务、防治重大疾病的首条。2017年1月，国务院办公厅印发了《中国防治慢性病中长期规划（2017—2025年）》，这是中华人民共和国成立以来首部中央政府印发的慢性病防治规划。2019年6月，国务院印发了《实施健康中国行动的意见》，提出了15项重大行动，其中多与慢性病防控有关。2022年10月，中国共产党第二十次全国代表大会报告明确提出，坚持预防为主，加强重大慢性病健康管理。慢性病的发生、流行及预防控制工作情况与一个国家或地区的社会经济发展水平密切相关[16-18]。目前，我国就加强慢性病预防控制工作出台了相关策略，但是这些政策与措施是针对全国普遍性问题而制定的。我国幅员辽阔，东、中、西部地区之间的社会经济发展水平差异较大，甚至同一省份的不同地区间的社会经济发展水平差异也较大，要想取得较好效果，需要各地在具体实施时紧密结合当地实际，重点在这些策略落实的保障措施上多下功夫，在具体措施的落细、落小、落实上下功夫，以保障这些策略在当地取得实实在在的效果，进而达到提高辖区居民健康水平的目标。WHO指出，由于社会经济决定因素影响，慢性病及其危险因素对低收入和中低收入国家或地区危害更大。目前，针对我国欠发达地区或西部地区的慢性病较长时间持续监测与防控研究鲜有报道。

宝鸡地区位于我国西部地区——陕西省的西部，从人均GDP、人均地方财政收入、居民人均可支配收入水平看，宝鸡地区属于我国欠发达地区。就影响慢性病发生、流行及预防控制的主要因素（包括人口学因素、经济因素、社会因素）而言，宝鸡地区在西部地区具有一定代表性。在该地区开展慢性病及其危险因素纵向持续监测与研究，不仅可以为我国欠发达地区或西部地区慢性病防控工作提供借鉴，而且可以为相关领域研究者提供参考。

总之，中华人民共和国成立70多年来，我国经济取得了长足发展，为完善人民健康促进政策、实现健康目标提供了基本物质保障。我国既往卫生发展与改革的实践表明，什么时候健康主要问题抓得准、健康策略出台及时、健康措施落实有力，什么时候健康绩效就比较明显。目前，慢性病已成为我国居民健康的主要问题，政府已出台相关政策致力于慢性病防控工作，关键是各地如何结合区域实际有效落地。西部地区属于我国欠发达地区，社会经济发展水平相对较低，慢性病防控工作基础比较薄弱，亟待积极探索与实践。来自西部地区（宝鸡）的相关探索与实践，旨在为欠发达地区慢性病有效防控提供些参考。

1　监测方案

1.1　调查技术方案

1.1.1　背景

（1）慢性病防控形势十分严峻。以心脑血管病、癌症、糖尿病和慢性呼吸系统疾病等为代表的慢性非传染性疾病（以下简称慢性病）已成为影响城乡居民健康的首要因素，并成为全球关注的重大公共卫生问题[19]。据统计，我国已有慢性病患者约 4 亿，且每年以平均 2％ 的速度在增长，因慢性病死亡占总死亡的 90％，每年产生的疾病负担占总疾病负担的 80％ 以上[20]。在人口老龄化日益加剧、环境污染短期内难以缓解、城镇化加速、生活行为方式改变等诸多因素影响下，如果不采取有效防控措施，未来慢性病将呈"井喷"之势。定期开展慢性病及其危险因素监测有助于更加精准地识别影响居民健康的重大慢性病和危险因素，为后续完善防控措施提供依据。

（2）做好慢性病及其危险因素监测工作形势紧迫。中共中央、国务院发布的《"健康中国 2030"规划纲要》《中国防治慢性病中长期规划（2017—2025 年）》等，对慢性病及其危险因素监测工作提出了明确要求。目前，宝鸡市已创建成国家级慢性病综合防控示范区 4 个，省级慢性病综合防控示范区实现全覆盖，并提出"十四五"末全市要实现国家级慢性病综合防控示范区全覆盖的建设目标。根据慢性病示范区管理办法，慢性病及其危险因素监测是示范区建设中的核心内容之一，通过开展慢性病及其危险因素监测，可持续、动态、系统地掌握全市慢性病及其危险因素变化情况，为评价、调整、完善相关慢性病综合防控政策提供数据支撑，有助于针对性地提升宝鸡市慢性病防控成效，从而遏制慢性病高发态势。

（3）动态掌握慢性病及其危险因素流行情况。宝鸡市分别于 2013 年、2018 年按照每 5 年一次的频次，先后开展了 2 次慢性病及其危险因素调查工作，取得了较好的效果，为全市及各县/区积累了大量监测数据和工作经验。开展第 3 次全市慢性病及其危险因素调查工作，将有利于和既往监测数据进行比较，详细了解宝鸡市近 5 年来慢性病患病率及相关危险因素水平变迁，评估慢性病防治工作的成效。

1.1.2　目标

1）总目标

掌握宝鸡市居民慢性病及其危险因素的流行状况和变化趋势，为确定疾病预防控制优先领域、制订慢性病预防控制策略和措施提供科学依据；通过慢性病及其危险因素调查，提高各级慢性病防控专业人员的技术能力。

2）具体目标

（1）了解慢性病及其相关危险因素在全市不同县/区、不同人群中的流行状况。

（2）掌握宝鸡市居民高血压、糖尿病、冠心病、脑卒中等主要慢性病的患病、知晓、治疗和控制现状及变化趋势。

（3）掌握宝鸡市居民慢性病相关行为和生活方式，包括烟草使用、饮酒和身体活动等的现状及变化趋势。

（4）掌握宝鸡市居民身高、体重、腰围、血压、血糖等指标的现状及变化趋势。

（5）与既往慢性病流行病学调查资料进行比较，以了解宝鸡市慢性病患病率与相关危险因素水平变迁，评估慢性病防治工作的成效。

1.1.3 调查对象与抽样设计

1）调查对象

全市 15 岁及以上在辖区内居住 6 个月以上的居民，不包括居住在功能区内（如工棚、军队、学生宿舍、养老院等）的居民。调查方式采用现场集中调查和入户调查相结合的方式进行。

2）样本量

采用公式 $N = \text{deff} \times \mu^2 \times P \times (1-P)/D^2$ 进行计算。其中，各参数的含义及取值如下：

设计效率（deff 值）取 1.5；置信水平取 95%，$\alpha = 0.05$，相应的统计量 $\mu = 1.96$；概率 P 采用 0.5；最大允许误差 D 取 0.05。

根据以上参数取值，计算得到每一层需要的样本量 $N = 1.5 \times 1.96^2 \times 0.5 \times (1 - 0.5)/0.05^2 = 576$。

根据监测目的，考虑样本量在各县/区的代表性，以及无应答率 10%，在渭滨区、金台区、陈仓区、凤翔区、岐山县、扶风县、眉县、陇县 8 个县/区按照性别、城乡分层，样本量 $N = 576 \times 2 \times 2/0.9 = 2560$；在千阳县、麟游县、凤县、太白县 4 个县按照性别分层，样本量 $N = 576 \times 2/0.9 = 1280$；全市样本量 $N = 2560 \times 8 + 1280 \times 4 = 25600$。全市实际完成调查 26809 人，数据核查清洗后，有效样本人数为 26200 人。

3）抽样方法与样本分配

以县/区为单位，采用多阶段整群随机抽样的方法选择调查对象，各阶段抽样方法如表 1 所示。

表 1 抽样方法与样本分配

抽样阶段	样本分配	抽样方法
第一阶段	8 个县/区（渭滨区、金台区、陈仓区、凤翔区、岐山县、扶风县、眉县、陇县）分别抽取 8 个乡镇/街道，4 个县/区（千阳县、麟游县、凤县、太白县）分别抽取 4 个乡镇/街道	与人口规模成比例的 PPS 抽样

续表

抽样阶段	样本分配	抽样方法
第二阶段	抽取 4 个行政村/居委会	与人口规模成比例的 PPS 抽样
第三阶段	抽取 2 个村民/居民小组	简单随机抽样
第四阶段	抽取 20 个居民户，户内 15 岁及以上所有常住居民参加调查	简单随机抽样

第一阶段抽样：在每个县/区，按照与人口规模成比例的抽样方法（PPS 抽样），随机抽取 8 个/4 个乡镇/街道。

第二阶段抽样：在每个抽中的乡镇/街道内，按照与人口规模成比例的抽样方法（PPS 抽样），随机抽取 4 个行政村/居委会。

第三阶段抽样：在每个抽中的行政村/居委会内，以不少于 30 户为规模将居民户划分为若干个村民/居民小组，并采用简单随机抽样方法抽取 2 个村民/居民小组。

第四阶段抽样：在每个被抽中的村民/居民小组中，采用简单随机抽样方法抽取 20 户，户中全部 15 岁及以上常住居民参加调查，每个被抽中的村民/居民小组调查样本不少于 40 人。若抽中的 20 户中完成调查的 15 岁及以上常住居民不足 40 人，则从未被抽中的村民/居民小组补足样本量。

每个被抽中的行政村/居委会样本量不少于 80 人，每个乡镇（街道）调查样本不少于 320 人，8 个县/区（渭滨区、金台区、陈仓区、凤翔区、岐山县、扶风县、眉县、陇县）调查最小样本量分别为 2560 人，4 个县/区（千阳县、麟游县、凤县、太白县）调查最小样本量分别为 1280 人。

4）抽样实施过程

为提高抽样效率，多阶段抽样仅在某一阶段抽样开始前收集该阶段的抽样信息，抽出样本审核无误后，再收集下一阶段的抽样信息。

本次调查抽样工作主要由宝鸡市疾控中心完成，各县/区疾控中心负责提供各阶段抽样所需相关信息。各县/区要在 2022 年 7 月 21 日前上报第一阶段抽样信息（表 2），在 2022 年 7 月 26 日前上报第二阶段抽样信息（表 3），在 2022 年 7 月 29 日前上报第三阶段抽样信息（表 4），在 2022 年 8 月 5 日前上报第四阶段抽样信息（表 5）。

表 2　第一阶段抽样用表

监测点名称	乡镇/街道名称	乡镇/街道代码	家庭户数	常住人口数	备注

填表说明：监测点名称填县/区名称；乡镇/街道代码按顺序从 1 开始编号。

表 3　第二阶段抽样用表

监测点名称	乡镇/街道名称	乡镇/街道抽样代码	村/居委会名称	村/居委会代码	家庭户数	常住人口数	备注

　　填表说明：监测点名称填县/区名称；乡镇/街道代码按顺序从 1 开始编号；村/居委会代码按顺序从 1 开始编号。

表 4　第三阶段抽样用表

监测点名称	乡镇/街道名称	乡镇/街道抽样代码	村/居委会名称	村/居委会代码	村民/居民小组名称	村民/居民小组代码	家庭户数	常住人口数	备注

　　填表说明：监测点名称填县/区名称；乡镇/街道代码按顺序从 1 开始编号；村/居委会代码按顺序从 1 开始编号；村民/居民小组代码按顺序从 1 开始编号。

表 5　第四阶段抽样用表

监测点名称	乡镇/街道名称	乡镇/街道抽样代码	村/居委会名称	村/居委会代码	村民/居民小组名称	村民/居民小组代码	户编码	户主姓名	家庭人数	备注

　　填表说明：监测点名称填县/区名称；乡镇/街道代码按顺序从 1 开始编号；村/居委会代码按顺序从 1 开始编号；村民/居民小组代码按顺序从 1 开始编号；户编码按顺序从 1 开始编号。

　　各县/区抽样乡镇/街道医疗机构名单见表 6。

表 6　宝鸡市慢性病及其危险因素调查抽样乡镇/街道医疗机构名单

县/区	抽样乡镇/街道医疗机构
渭滨区(15 个)	经二路社区卫生服务中心、桥南东社区卫生服务中心、开发区社区卫生服务站、川陕路社区卫生服务站、姜谭路社区卫生服务中心、姜谭街社区卫生服务站、姜谭路东社区卫生服务站、宝桥社区卫生服务站、清姜路社区卫生服务站、烽火社区卫生服务中心、公园路社区卫生服务站、龙山雅居社区卫生服务中心、石鼓镇卫生院、高家镇卫生院、晁峪卫生院

县/区	抽样乡镇/街道医疗机构
金台区(8个)	蟠龙镇中心卫生院、宝十路社区卫生服务中心、西关社区卫生服务中心、东仁新城社区卫生服务中心、中山路社区卫生服务中心、卧龙寺社区卫生服务中心、群众路社区卫生服务中心、东风路社区卫生服务中心
陈仓区(8个)	虢镇中心卫生院、慕仪镇卫生院、周原镇卫生院、阳平镇中心卫生院、贾村镇卫生院、桥镇卫生院、县功镇中心卫生院、城关社区卫生服务中心
凤翔区(8个)	城关镇中心卫生院、纸坊卫生院、石家营卫生院、虢王镇卫生院、彪角镇中心卫生院、糜杆桥镇卫生院、南指挥镇卫生院、范家寨镇卫生院
岐山县(10个)	岐山县中医医院、五丈原卫生院、雍川镇中心卫生院、青化卫生院、孝陵卫生院、蒲村卫生院、故郡卫生院、大营卫生院、枣林中心卫生院、蔡家坡镇中心卫生院
扶风县(8个)	法门中心卫生院、天度中心卫生院、扶风县中医院、午井中心卫生院、召公中心卫生院、段家中心卫生院、杏林中心卫生院、太白卫生院
眉县(8个)	槐芽中心卫生院、营头中心卫生院、常兴中心卫生院、青化卫生院、首善社区卫生服务中心、汤峪中心卫生院、常兴镇马家卫生院、横渠中心卫生院
陇县(8个)	城关镇中心卫生院、杜阳卫生院、固关卫生院、火烧寨卫生院、埂底下卫生院、天成镇卫生院、温水镇中心卫生院、牙科卫生院
千阳县(4个)	县妇幼保健院、城关镇中心卫生院、水沟镇中心卫生院、草碧镇中心卫生院
麟游县(7个)	崔木镇中心卫生院河西分院、崔木中心卫生院洪泉分院、崔木中心卫生院、丈八中心卫生院、常丰中心卫生院、常丰镇中心卫生院庙湾分院、九成宫镇中心卫生院
凤县(7个)	凤县中医医院、河口镇中心卫生院、红花铺镇卫生院、唐藏镇卫生院、岩湾卫生院、平木镇中心卫生院、三岔卫生院
太白县(4个)	太白县医院、鹦鸽镇中心卫生院、桃川镇中心卫生院、靖口镇中心卫生院

1.1.4　监测内容与方法

本次调查内容由问卷调查和人体测量两个部分组成。

1)问卷调查

问卷由经过统一培训的调查员以面对面询问的方式进行调查,不可由调查对象自填。内容包括基本信息、慢性病患病情况、健康自评情况、血压血糖血脂情况、吸烟情况、饮酒情况、身体活动、饮食情况、慢性病防治核心知识知晓情况等。饮食情况采用食物频率法进行调查,收集15岁及以上调查对象过去一年内各种食物消费频率及消费量。

2)人体测量

人体测量内容包括身高、体重、腰围、血压、心率、空腹血糖测量。人体测量需在清晨空腹状态、室内安静环境下进行，应提前通知被调查者，所有测量项目需由两名调查员完成，一名负责测量，另一名协助测量并记录。身高测量采用金属立柱式身高计，精确度为 0.1cm。体重测量采用电子体重秤，精确度为 0.1kg。腰围测量采用腰围尺，精确到 0.1cm。血压测量采用电子血压计，精确到 1mmHg。末梢血空腹血糖初筛采取血糖仪检测指端末梢血的方法，对全体调查对象进行血糖初筛，具体按照血糖仪使用说明操作。所有测量仪器均应符合国家计量认证要求。测量方法均符合中华人民共和国行业标准——人体健康监测人体测量方法(WS/T424—2013)[21]标准要求。

1.1.5 现场调查

1)调查前准备

(1)现场宣传和动员。各调查点根据当地实际情况，采取多种形式开展宣传动员工作，向调查对象介绍调查研究的意义和目的。依靠当地基层组织的领导和支持，向当地居民介绍慢性病及其相关危险因素流行病学调查的意义和目的，争取居民配合。

(2)抽样准备。各县/区应按照要求做好抽样工作，准确收集辖区各阶段抽样所需信息，如实填写和按时上报。宝鸡市疾控中心对各阶段上报信息进行审核并进行抽样。

(3)组建调查队并开展人员培训。市级组建调查技术指导专家组在相关县/区启动调查的首日和县/区一起开展现场调查工作，并对县/区调查工作进行技术指导；各县/区抽调业务骨干组建调查队伍，参加市级培训，经考核合格后，方可参加调查工作。

(4)调查问卷及相关资料。宝鸡市疾控中心负责统一设计调查问卷，并采用二维码在线填写调查问卷(详细内容参见附录)，工作人员指导调查对象用手机识别二维码完成调查问卷填写，没有手机的调查对象，由工作人员协助完成调查，不再印制纸质问卷。

(5)调查场所准备。采取集中调查与入户调查相结合的方式，集中调查场所应包括登记区、问卷调查区、人体测量区、血糖初筛区及其他工作区域，保证调查工作能够正常开展。

2)现场实施

(1)任务与流程：各县/区应完成不少于 2560/1280 人的调查任务，每个调查乡镇/街道应完成不少于 320 人的调查任务。各县/区的第一个调查点在开始调查前要及时和市级进行对接，确保市级能够及时对各县/区第一个调查点调查工作进行技术指导和质量控制。为确保调查样本的代表性，建议各县/区每完成一个乡镇/街办的调查任务后，及时与市级对接，以便市级对调查样本代表性进行研判，并及时对后续调查样本进行动态调整。

(2)现场调查人员安排：各调查点应按照现场调查任务配足调查各个环节所需要的工作人员，具体应包括协调管理(主要负责带领调查员入户)、登记、调查、人体测量、检验、质控等工作人员。各调查点可根据本地区人员、时间计划进度等进行调整。

(3)调查步骤：各调查点应按照现场调查任务量要求，预约足量的调查对象。现场实施分两步进行：第一步，预约调查对象，预约必须至少进行 3 次联系(同一天内的多次联系算 1 次)，如已确知在调查时间内，不能联系到调查对象，则考虑置换调查对象；预约成功后，根据预约的时间，集中或入户进行面对面的问卷调查。第二步，采取集中或入户方式进行调查，调查前与被调查对象签署知情同意书。调查时，要注意询问技巧，调查过程中要注意问卷问题的跳转和逻辑关系。各调查点要及时对完成现场调查情况进行登记，汇总形成现场调查登记表（表7）。

表7　现场调查登记表

调查对象姓名	性别	联系电话	身份证号码	家庭地址	是否完成调查（完成调查画"√"）	调查员签名	备注

（4）居民户的置换：发生以下情况时，需对抽取的居民户进行置换。

调查时抽取的居民户住房被拆除。

调查时抽取的居民户已无人居住（如原住户已搬走）。

调查时老住户已搬离，搬入了新住户，如果该新住户的成员满足15岁及以上常住居民条件，则新住户为被调查户；否则，该住户需置换。

抽取的居民户中没有15岁及以上常住居民。

调查户家庭成员不在家，与当地村/居委会联系或直接与该户联系，重新预约调查时间；必须至少进行3次联系，同一天中的多次联系只算1次。如已确知在调查时间内不可能接触到调查户（如外出打工），则置换居民户。

调查对象拒绝调查时，尽量说服调查对象配合调查；若调查对象始终不予配合，则与当地村/居委会联系，重新安排时间，由调查队长亲自联系或安排另一位更有经验的调查员调查。若仍旧不予配合，则予以置换。

调查对象因健康问题不能接受调查，或存在认知、语言障碍等无法正常接受调查，需进行置换。如果调查对象有可能在调查期内康复（如感冒发热），则预约第二次调查时间。

如需对调查户进行置换，置换原则如下：①按照居住就近置换原则，选取与调查户在同一村民/居民小组中未被抽中的居民户或相邻村民/居民小组中的居民户进行置换，置换居民户的家庭结构要与原居民户相似。②直接置换居民户，而不是在原居民户中改换另一名调查对象。③置换的百分比不能超过10%。

（5）体测结果反馈：各县/区根据实际，指定专人将调查对象体测结果反馈给调查对象，并为调查对象解释体测结果，提供咨询服务。

1.1.6　数据管理

1）数据录入

调查数据采用二维码在线录入，宝鸡市疾控中心从后台直接导出数据。

2）数据反馈

现场调查过程中，市级以县/区为单位对调查数据质量进行复核及清理，发现问题后，及时反馈给各县/区，各县/区组织人员对有问题的数据进行复核（必要时补充调查），并将结果及时上报市级，以便完善调查数据。

3）数据清理

现场调查结束后，市级导出各县/区数据，各县/区疾控中心进行数据清理，数据清理完成后，作为本县/区数据库进行分析。数据清理包括再次对重复数据的剔除，对缺失值、逻辑错误和离群值的判断及处理，对重要缺失信息（如出生日期、性别）的填补等内容。

1.1.7 质量控制

为保证数据的可靠性，从以下几个环节做好质量控制工作。

1）现场调查前期的质量控制

质量控制包括宣传动员、调查技术方案的制订、调查问卷设计、物资准备、调查员专题培训、抽样等环节。

2）现场调查的质量控制

质量控制包括现场调查组织管理、询问调查、身体测量、初筛血糖测定、调查问卷在线录入及数据清理等环节。组建市级和县/区级质控专家组，负责对各县/区和各调查点调查情况进行质控，并定期随机抽取5%的调查问卷进行入户（电话）核实，核查调查质量。县/区级完成宝鸡市慢性病及其危险因素调查项目质控记录表（表8），市级完成宝鸡市慢性病及其危险因素调查项目质控反馈表（表9）。

表8 宝鸡市慢性病及其危险因素调查项目质控记录表

调查乡镇/社区：＿＿＿＿＿＿＿＿＿＿ 质控员：＿＿＿＿＿＿＿＿＿＿ 核查日期：＿＿＿＿＿＿＿＿＿＿

调查对象姓名	调查员姓名	调查问卷核查结果（有/无）				身高/cm		体重/kg		腰围/cm		血压（收缩压/舒张压）	
		缺漏项	逻辑错误	填写不清	其他错误	调查员结果	质控员结果	调查员结果	质控员结果	调查员结果	质控员结果	调查员结果	质控员结果

表9　宝鸡市慢性病及其危险因素调查项目质控反馈表

督导县/区：＿＿＿＿＿＿　　督导点位：＿＿＿＿＿　　日期：＿＿＿＿＿＿　　督导员：＿＿＿＿＿

序号	质控标准	质控结果
1	调查场所是否设立流程标识	
2	调查场所功能分区是否合理	
3	人体测量工具数量和性能是否符合要求	
4	在线二维码填报是否正常	
5	现场调查工作人员有几人	
6	调查员是否参加上级培训，是否掌握调查技术	
7	调查点是否提前掌握调查对象基本情况	
8	需要置换时，是否按照规定选取置换户	
9	每个点的调查户总置换率是否＜10％	
10	每个调查对象是否签署"知情同意书"	
11	是否按照要求填写"现场调查登记表"	
12	完成1份调查问卷最短需要多少分钟	
13	完成1份调查问卷最长需要多少分钟	
14	人体测量是否在清晨空腹状态下进行	
15	是否由两名工作人员配合进行人体测量	
16	血压测量是否在适宜的环境中进行	
17	血压和血糖测量是否严格按照技术要求进行	
18	血压测量是否按要求测量3次	
19	每个调查对象是否完成所有调查项目	
20	每个乡镇/社区是否抽取10名调查对象进行复核	

督导县/区负责人（签字）：＿＿＿＿＿＿＿＿＿

3）现场调查结束后的质量控制

内容包括调查数据审核、数据清理和分析等环节。

1.1.8　各级部门或机构工作职责

1）卫生健康行政部门

宝鸡市卫生健康委员会负责全市慢性病及其危险因素监测工作的总体组织领导与协调，定期组织检查、督导和评估。各县/区卫生健康局具体负责协调、管理和实施本县/区调查工作，组建县级调查队伍。

2）疾病预防控制机构

宝鸡市疾控中心负责制订全市慢性病及其危险因素监测工作技术方案、调查问卷，组建市级技术指导小组和组织开展业务培训，负责设计在线调查二维码，汇总全市调查资料，分析、清理监测数据，负责对现场调查提供技术指导和进行质量控制。各县/区疾控中心具体组织实施本县/区调查现场工作，负责核实与上报各监测点抽样信息、对调查工作进行技术指导、印制知情同意书、现场调查质控和调查数据库清理工作、对异常调查数据的核查和补充调查工作。

3)调查点医疗机构

根据工作安排,组建调查队伍,负责调查现场的协调和调查对象预约工作,为现场调查工作开展提供必要的场地和设备,开展现场调查工作,并对调查工作质量进行质量控制,完成辖区调查问卷的在线录入工作,协助疾控中心对异常调查数据进行核查或补充调查工作,负责处置调查工作中出现的紧急情况并及时向上级反映。

1.1.9 调查工作进度安排

2022 年 7 月,编写技术方案、调查问卷,并组织专家论证。根据监测技术方案,完成抽样和调查数据在线录入二维码设计。

2022 年 8 月,开展业务培训,并组织开展现场预调查。

2022 年 9—10 月,开展现场调查,并做好现场质量控制。

2022 年 11 月,完成调查问卷清理。

2022 年 12 月,完成调查数据的初步分析与报告撰写等。

由于疫情影响,全市实际完成现场调查时间是 2023 年 1 月。

1.2 样本代表性评价及分析指标定义标准

1.2.1 样本代表性评价

对样本人群年龄别人数与宝鸡市第七次人口普查数据进行一致性检验,即将宝鸡市第七次人口普查的年龄别数据作为理论频数,分析样本人群年龄别人数与理论频数分布的拟合程度,把样本分布与正态分布相比较后,样本人群年龄别构成分布与总体分布无显著性差异,结果见表 10、表 11。

表 10 宝鸡市慢性病及其相关危险因素调查样本人群年龄别构成拟合优度检验

年龄段/岁	全市人口构成 (P)	2023 年样本人数 (A)	2023 年理论人数 (T)	2023 年 $(A-T)^2/T$
≥15~25	0.1290	3318	3380	1.13
≥25~35	0.1558	4053	4082	0.21
≥35~45	0.1518	4000	3977	0.13
≥45~55	0.1961	5105	5138	0.21
≥55~65	0.1791	4723	4692	0.20
≥65~75	0.1304	3496	3416	1.85
≥75~85	0.0472	1232	1237	0.02
≥85	0.0106	273	278	0.08
合计	1.0000	26200(n)	26200	—
χ^2	—	—	—	3.824
P	—	—	—	0.801

表 11 宝鸡市慢性病及其相关危险因素调查样本人群性别分布一致性检验

项目	男（占比）	女（占比）	χ^2	P
全市人数	1405886(50.41%)	1382993(49.59%)	—	—
2023 年样本人数	13072(49.89%)	13128(50.11%)	2.779	0.096

1.2.2 分析指标定义标准

1）主要慢性病的患病情况

（1）高血压及其控制：按照《中国高血压防治指南》（2010 版）成人高血压诊断标准，血压共测量 3 次，每次间隔大于 5 分钟，以后 2 次测量结果的平均值作为最终血压值。

高血压患者：收缩压≥140mmHg（1mmHg≈0.133kPa）和/或舒张压≥90mmHg，或既往被诊断为高血压[22]。

高血压患病率：高血压患者人数占调查总人数的比例。

高血压知晓率：本次调查确定的高血压者中，在测量血压之前即知晓自己患有高血压者（经过有资质的医疗机构或医生诊断）所占的比例。

高血压治疗率：已知患病的高血压患者中近 2 周在服药的人数占高血压患者总人数的比例。

高血压控制率：已采用药物治疗的高血压患者中，血压得到有效控制者（收缩压＜140mmHg 和舒张压＜90mmHg）的比例。

35 岁及以上高血压患者健康管理率：已纳入基层卫生服务机构管理的 35 岁及以上的高血压患者占该地区被乡镇/社区级或以上医院确诊的 35 岁及以上高血压患者的比例。

高血压患者规范管理：根据《国家基本公共卫生服务规范（2011 版）》要求[23]，纳入社区高血压患者健康管理的人群，同时得到基层医疗卫生机构所提供的每年至少 4 次的血压测量和用药、饮食、身体活动、戒烟、戒酒 5 个方面的指导。

（2）糖尿病：具体如下。

初筛血糖异常：参照《中国 2 型糖尿病防治指南（2020 年版）》，空腹血糖≥6.1mmol/L 或既往诊断为糖尿病[24]。

初筛血糖异常率：本次调查初筛血糖异常的人数占调查总人数的比例。

糖尿病知晓率：本次调查确定的糖尿病人群中，在测量血糖之前即知晓自己患有糖尿病者（经过有资质的医疗机构或医生诊断）所占的比例。

糖尿病治疗率：本次调查确定的糖尿病人群中，采取控制和治疗措施（包括生活方式干预和/或药物治疗）所占的比例。

糖尿病控制率：本次调查确定的糖尿病人群中，目前空腹血糖控制在 7.0mmol/L 及以下者所占的比例。

糖尿病患者健康管理率：已纳入基层卫生服务机构管理的糖尿病患者占该地区被乡镇/社区级或以上医院确诊的糖尿病患者的比例。

糖尿病患者规范管理：根据《国家基本公共卫生服务规范（2011 版）》要求，纳入社区糖尿病患者健康管理的人群，同时得到基层医疗卫生机构所提供的每年至少 4 次的血糖测量和用药、饮食、身体活动、戒烟、戒酒 5 个方面的指导。

（3）血脂异常：按照《中国成人血脂异常防治指南（2016 修订版）》的成人血脂异常诊断标准，总胆固醇（TC）≥6.22mmol/L（240mg/dL）为高胆固醇血症；高密度脂蛋白胆固醇（HDL－C）＜1.04mmol/L（40mg/dL）为低高密度脂蛋白胆固醇血症；低密度脂蛋白胆固醇（LDL－C）≥4.14mmol/L（160mg/dL）为高低密度脂蛋白胆固醇血症；甘油三酯（TG）≥2.26mmol/L（200mg/dL）为高甘油三酯血症[25]。总胆固醇、高密度脂蛋白、低密度脂蛋白、甘油三酯中的任一项异常，即为血脂异常。

血脂异常率：自报被县/区级及以上医疗机构诊断为血脂异常者占调查总人数的比例。

（4）肥胖：具体如下。

体重指数（BMI）的计算公式：BMI＝体重（kg）/身高（m）²。

低体重、正常体重、超重和肥胖：按照《中国成人超重和肥胖症预防控制指南》标准，BMI＜18.5kg/m² 为低体重，18.5kg/m²≤BMI＜24.0kg/m² 为体重正常，24.0kg/m²≤BMI＜28kg/m² 为超重，BMI≥28kg/m² 为肥胖[26]。

超重率：人群中 BMI 计算值达到超重范围者所占的比例。

肥胖率：人群中 BMI 计算值达到肥胖范围者所占的比例。

腰围评价标准：男性≥85cm，女性≥80cm 为腹型肥胖，其余为正常。

（5）各类慢性病：各类慢性病患病率指自报被县/区级及以上医疗机构诊断为各类慢性病者占调查总人数的比例。

2）慢性病危险因素

（1）吸烟行为。

现在吸烟者：调查时在吸烟的人群，包括每日吸烟者和偶尔吸烟者。

每日吸烟者：调查时每天都吸烟的人群。

现在吸烟率：现在吸烟者在总人数中的百分比。

每日吸烟率：每日吸烟者在总人数中的百分比。

二手烟暴露率：现在不吸烟的人群中，每周至少有 1 天吸入二手烟者所占的比例。

戒烟者：过去曾吸过烟，但调查时不吸烟半年以上的人群。

戒烟率：现在已戒烟者在所有吸烟者中所占的比例。

日平均吸烟量：现在吸烟者日平均吸烟的支数。

（2）饮酒行为。

饮酒：指每周饮酒至少 1 次，连续半年以上。

过量饮酒：指男性一次饮酒超过 5 个标准饮酒单位，女性一次饮酒超过 4 个标准饮酒单位[27]。标准饮酒单位换算：1 两 40°及以上白酒＝2；1 两 40°以下白酒＝1.5；1 斤葡萄酒＝5；1 瓶啤酒＝2；1 听啤酒＝1；1 斤黄酒＝6.5。

过量饮酒率：具有过量饮酒行为者占调查总人数的比例。

（3）膳食：参照《中国居民平衡膳食宝塔（2022）》，谷类、薯类、蔬菜类、水果类、蛋类、水产品、畜禽肉、大豆及坚果类、奶及奶制品、油、盐的推荐摄入量分别为 200～300g、50～100g、300～500g、200～350g、40～50g、40～75g、40～75g、25～35g、300～500g、25～30g、＜5g[28]。调查摄入食物时各类食物均按可食部生重计算。

谷类：包括小麦、稻米、玉米、高粱等及其制品，杂豆包括大豆以外的其他干豆类，如红豆、绿豆、芸豆等。

薯类：包括马铃薯、红薯等。

蔬菜：各种未经特殊加工（如腌、晒、泡制等）的新鲜蔬菜。

水果：各种未经特殊加工（如腌、晒、泡制等）的新鲜水果。

蛋类：1个＝50g。

日均蔬菜水果摄入不足：按照世界卫生组织推荐标准，蔬菜水果类每日摄入量至少为400g。本调查中将蔬菜水果类人均每日摄入量低于400g视为摄入不足。

蔬菜水果摄入不足比例：日均蔬菜水果摄入低于400g者在调查总人数中所占的比例。

畜禽肉摄入过多：根据世界癌症研究基金会的推荐，猪、牛、羊肉等畜禽肉类食物平均每日摄入量按生重计算不应超过100g。本调查中将人均每日摄入量100g以上视为摄入过多。

畜禽肉摄入过多比例：日均畜禽肉摄入量高于100g者在调查总人数中所占的比例。

大豆：包括黄豆、黑豆、青豆，其常见的制品有豆腐、豆浆、豆腐干及千张等。

坚果：包括花生、葵花籽、核桃、杏仁、榛子等。

食盐摄入过多：按照《中国居民膳食指南（2022）》的建议，每人每日食盐摄入量超过5g为摄入过多。

烹调油摄入过多：按照《中国居民膳食指南（2022）》的建议，每人每日烹调用油摄入量超过25g为摄入过多。

每100g调料中含盐量：酱油（平均）14.6g、酱类10.0g、味精20.7g、醋2.0g。

（4）身体活动：《中国人群身体活动指南（2021）》指出，身体活动是指骨骼肌收缩引起能量消耗的活动，包括职业活动、家务活动、业余活动、交通出行活动。针对18～64岁成年人，建议每周进行150～300分钟中等强度或75～150分钟高强度有氧活动，或者等量的中等强度和高强度有氧活动组合[29]。

中等强度身体活动包括搬举轻物、快步走路、做装修工、做瓦工、做保洁、擦窗户、手洗衣服、拖地板、看护孩子、快走、慢跑、慢速游泳、打太极拳、打乒乓球、跳广场舞、扭秧歌、步行、骑自行车。

高强度身体活动包括搬运重物、人力挖掘、装卸、挑水、劈柴、中速跑步、中速游泳、踢足球、打篮球、打羽毛球。

经常参加体育锻炼：指每周参加体育锻炼3次及以上，每次体育锻炼持续时间30分钟及以上，每次体育锻炼的运动强度达到中等及以上。

身体活动不足：平均每周中等、高强度身体活动时间＜150分钟。

经常参加体育锻炼比例：经常参加体育锻炼者占调查人数的比例。

身体活动不足比例：身体活动不足者占调查人数的比例。

3）慢性病防治核心知识知晓情况

慢性病防治核心知识知晓：问卷中15道题回答正确12道及以上者，判定为知晓。

慢性病防治核心知识知晓率：慢性病防治核心知识知晓者占调查总人数的比例。

2 调查结果

2.1 调查对象基本情况

2.1.1 不同地区调查对象的性别、年龄分布

本次调查有效样本为 26200 人。其中，男性为 13072 人，占 49.89％；女性为 13128 人，占 50.11％，女性比例略高于男性。≥15～25 岁年龄段为 3318 人（12.7％），≥25～35 岁年龄段为 4053 人（15.5％），≥45～55 岁年龄段为 5105 人（19.5％），≥55～65 岁年龄段为 4723 人（18.0％），≥65～75 岁年龄段为 3496 人（13.3％），≥75～85 岁年龄段为 273 人（1.0％）。

城市：渭滨区、金台区、陈仓区共 7802 人（29.8％）；农村：凤翔区、岐山县、扶风县、眉县、陇县、千阳县、麟游县、凤县、太白县共 18398 人（70.2％），农村居民比例高于城市，见表 12。

表 12　不同性别、年龄、地区调查样本数与构成比

项目	年龄段/岁	城市		农村		合计	
		样本数	构成比/％	样本数	构成比/％	样本数	构成比/％
合计	≥15～25	974	12.5	2344	12.7	3318	12.7
	≥25～35	1219	15.6	2834	15.4	4053	15.5
	≥35～45	1184	15.6	2816	15.4	4000	15.5
	≥45～55	1400	17.9	3705	20.1	5105	19.5
	≥55～65	1321	16.9	3402	18.5	4723	18.0
	≥65～75	1215	15.6	2281	12.4	3496	13.3
	≥75～85	414	5.3	818	4.4	1232	4.7
	≥85	75	1.0	198	1.1	273	1.0
	小计	7802	100.0	18398	100.0	26200	100.0
男性	≥15～25	515	13.4	1187	12.9	1702	13.0
	≥25～35	594	15.5	1417	15.3	2011	15.4
	≥35～45	577	15.5	1412	15.3	1989	15.4
	≥45～55	660	17.2	1860	20.1	2520	19.3
	≥55～65	640	16.7	1686	18.3	2326	17.8

续表

项目	年龄段/岁	城市		农村		合计	
		样本数	构成比/%	样本数	构成比/%	样本数	构成比/%
	≥65～75	593	15.4	1160	12.6	1753	13.4
	≥75～85	220	5.7	412	4.5	632	4.8
	≥85	40	1.0	99	1.1	139	1.1
	小计	3839	100.0	9233	100.0	13072	100.0
女性	≥15～25	459	11.6	1157	12.6	1616	12.3
	≥25～35	625	15.8	1417	15.5	2042	15.6
	≥35～45	607	15.3	1404	15.3	2011	15.3
	≥45～55	740	18.7	1845	20.1	2585	19.7
	≥55～65	681	17.2	1716	18.7	2397	18.3
	≥65～75	622	15.7	1121	12.2	1743	13.3
	≥75～85	194	4.9	406	4.4	600	4.6
	≥85	35	0.9	99	1.1	134	1.0
	小计	3963	100.0	9165	100.0	13128	100.0

2.1.2 不同地区调查对象的民族、文化程度、婚姻状况和职业分布

本次调查中，汉族居民所占比例最高，占99.4%；回族其次，占0.6%。

文化程度：文盲、小学、初中、高中/技校/中专、大专、大学本科、研究生及以上的比例依次为5.9%、22.3%、35.1%、19.6%、10.7%、6.1%、0.3%，农村小学及以下文化程度者比例(32.2%)明显高于城市中的比例(18.5%)。

婚姻状况：已婚比例最高，占78.7%；未婚占17.4%，丧偶占3.1%。

职业分布：农民最多，占64.4%；工人、军人、行政干部、科技人员、医务人员、教师、金融财务人员、商业服务人员、家政服务人员、离/退休人员、待业者、学生分别占7.2%、0.2%、1.3%、0.8%、3.0%、1.0%、0.5%、2.8%、1.0%、3.4%、1.1%、8.5%，其他行业人员占4.8%，见表13。

表13 不同地区调查对象的民族、文化程度、婚姻状况和职业构成

分类	城市		农村		合计	
	样本数	构成比/%	样本数	构成比/%	样本数	构成比/%
民族						
汉族	7764	99.5	18266	99.3	26030	99.4
其他	38	0.5	132	0.7	170	0.6
文化程度						
文盲	331	4.2	1219	6.6	1550	5.9
小学	1116	14.3	4714	25.6	5830	22.3

分类	城市		农村		合计	
	样本数	构成比/%	样本数	构成比/%	样本数	构成比/%
初中	2161	27.7	7040	38.3	9201	35.1
高中/技校/中专	2116	27.1	3031	16.5	5147	19.6
大专	1286	16.5	1506	8.2	2792	10.7
大学本科	746	9.6	858	4.7	1604	6.1
研究生及以上	46	0.6	30	0.2	76	0.3
婚姻状况						
未婚	1327	17.0	3232	17.6	4559	17.4
已婚	6188	79.3	14424	78.4	20612	78.7
同居	10	0.1	8	0.0	18	0.1
离婚	52	0.7	126	0.7	178	0.7
丧偶	223	2.9	600	3.3	823	3.1
分居	2	0.0	8	0.0	10	0.0
职业类型						
工人	1181	15.1	713	3.9	1894	7.2
农民	2812	36.0	14059	76.4	16871	64.4
军人	30	0.4	25	0.1	55	0.2
行政干部	161	2.1	180	1.0	341	1.3
科技人员	116	1.5	86	0.5	202	0.8
医务人员	400	5.1	378	2.1	778	3.0
教师	134	1.7	126	0.7	260	1.0
金融财务人员	79	1.0	56	0.3	135	0.5
商业服务人员	460	5.9	270	1.5	730	2.8
家政服务人员	127	1.6	129	0.7	256	1.0
离/退休人员	787	10.1	113	0.6	900	3.4
待业者	146	1.9	147	0.8	293	1.1
学生	653	8.4	1577	8.6	2230	8.5
其他	716	9.2	539	2.9	1255	4.8

注：因部分组别人数较少，加上小数点后仅保留1位有效数字，故会出现0.0。

2.1.3 不同地区调查对象的医疗保险构成

本次调查中，参加城乡居民医疗保险的占83.3%，参加城镇职工医疗保险的占15.9%，其中城市地区参加城乡居民医疗保险的占60.6%，参加城镇职工医疗保险的占38.0%；农村地区参加城乡居民医疗保险的占92.9%，参加城镇职工医疗保险的占6.6%。具体见表14。

表 14　不同地区调查对象的医疗保险构成

分类	城市		农村		合计	
	样本数	构成比/%	样本数	构成比/%	样本数	构成比/%
城镇职工医疗保险	2965	38.0	1211	6.6	4176	15.9
城乡居民医疗保险	4730	60.6	17090	92.9	21820	83.3
商业医疗保险	15	0.2	18	0.1	33	0.1
公费医疗	17	0.2	6	0.0	23	0.1
没参加任何医疗保险	75	1.0	73	0.4	148	0.6

2.1.4　调查对象的家庭户籍人口数、常住人口数

本次调查中，调查对象户籍人口平均每户 4 人，常住人口平均每户 3 人。

2.1.5　调查对象的家庭前一年总收入、人均月收入及调查对象家庭一年生活支出

本次调查中，调查对象家庭年总收入平均为 49466.34 元。

调查对象家庭前一年平均消费性支出中，食品支出 7942.31 元，衣着及日用品支出 3269.57 元，交通、通信支出 2051.42 元，住房、水电及燃料支出 2315.98 元，教育支出 4501.75 元，文化及娱乐支出 954.45 元，药品、医疗服务及用品支出 2756.8 元，其他支出 2061.46 元。

本次调查中，调查对象家庭人均月收入≥1000～2000 元者占 30.2%、≥2000～3000 元者占 22.4%、≥500～1000 元者占 15.0%、≥3000～4000 元者占 14.6%、≥4000～5000 元者占 6.5%，其他占 11.3%。

2.1.6　调查对象的家庭人均居住建筑面积、烹饪最常使用的燃料、家庭饮用水类型

本次调查中，家庭人均居住建筑面积≥25～50m² 占 53.2%、<25m² 占 15.4%、100m² 及以上占 12.3%、≥50～75m² 占 11.4%、≥75～100m² 占 7.7%；家庭烹饪最常使用的燃料为煤气/天然气/液化石油气的占 51.5%、电占 34.1%、柴草占 12.9%、其他占 1.5%；家庭饮用水使用自来水占 88.5%、桶装/净化水占 9.4%、井水占 2.0%。

2.1.7　调查对象的家到最近的医疗机构距离

本次调查中，从家到最近的医疗机构距离不足 1km 者占 52.6%、距离≥1～3km 者占 33.1%、距离≥3～5km 者占 10.4%、距离 5km 及以上者占 3.9%。

2.2　主要慢性病患病情况

2.2.1　整体情况

总体慢性病患病率：2023 年，按患慢性病人数计算，调查人群总体患病率为 29.76%，其中男性为 29.02%、女性为 30.51%。慢性病中，高血压、冠心病、脑卒中、慢性阻塞性肺疾病(以下简称"慢阻肺")、哮喘、骨关节疾病、颈腰部疾病、慢性

消化系统疾病、慢性泌尿系统疾病、恶性肿瘤的患病率依次为 21.76%、6.50%、3.41%、1.24%、0.52%、3.67%、7.35%、3.21%、1.51%、0.24%。

不同年龄段慢性病患病率：无论男性、女性还是合计，宝鸡地区慢性病患病率均随年龄增大而呈明显上升趋势，35 岁以后上升速度明显加快，见图 1。

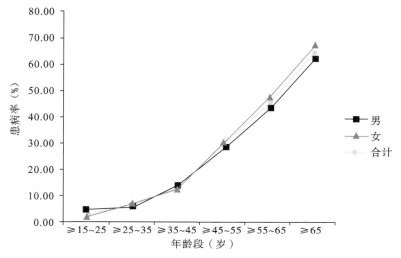

图 1 宝鸡市不同年龄段人群慢性病患病率

变化趋势：2013 年、2018 年、2023 年监测结果显示，居民总体慢性病标化患病率分别为 28.97%、27.23% 和 27.40%，2013 年到 2018 年下降了 1.74 个百分点，2023 年有小幅度的上升。男性患病率呈现持续下降的趋势，从 2013 年的 29.75% 下降至 2023 年的 26.10%，女性患病率同合计变化趋势一致，见图 2。

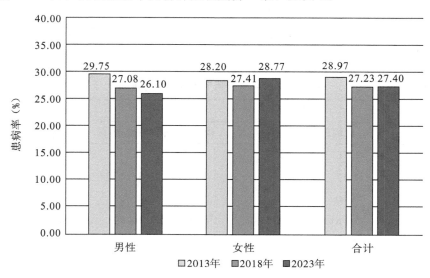

图 2 2013 年、2018 年、2023 年居民慢性病患病率比较

2.2.2 高血压

自报患病率：2023 年，调查人群自报高血压患病率为 16.04%，其中男性、女性分别为 16.06% 和 16.02%（男、女性别间无显著性差异，$\chi^2=0.007$，$P>0.05$）；男、女各年龄段的患病率均存在差异（男性 $\chi^2=2048.299$，$P<0.05$；女性 $\chi^2=2436.463$，$P<0.05$），随着年龄的增长，高血压患病率呈明显上升趋势，在 65 岁及以上年龄段达到最高，男、女性患病率分别为 40.25%、43.08%，见表 15。

表 15　自报高血压分性别年龄段患病情况

年龄段/岁	男		女		总	
	构成比/%	患病率/%	构成比/%	患病率/%	构成比/%	患病率/%
≥15~25	0.38	0.47	0.19	0.25	0.29	0.36
≥25~35	1.10	1.14	0.86	0.88	0.98	1.01
≥35~45	5.05	5.33	3.09	3.23	4.07	4.28
≥45~55	17.34	14.44	15.55	12.65	16.44	13.54
≥55~65	27.73	25.02	29.58	25.95	28.65	25.49
≥65	48.40	40.25	50.74	43.08	49.57	41.65
合计	100.00	16.06	100.00	16.02	100.00	16.04

高血压患病率：2023 年，调查人群高血压患病率为 21.76%，其中男性为 21.70%、女性为 21.81%（男、女性别间无显著性差异，$\chi^2=0.043$，$P>0.05$）；男、女各年龄段的患病率均存在差异（男性 $\chi^2=2164.620$，$P<0.05$；女性 $\chi^2=2808.223$，$P<0.05$）；随着年龄的增长，高血压患病率呈明显上升趋势，在 65 岁及以上年龄段达到最高，男、女性患病率分别为 49.05%、53.61%，见表 16。

表 16　高血压分性别年龄段患病情况

年龄段/岁	男		女		总	
	构成比/%	患病率/%	构成比/%	患病率/%	构成比/%	患病率/%
≥15~25	1.45	2.41	0.73	1.30	1.09	1.87
≥25~35	3.17	4.48	2.31	3.23	2.74	3.85
≥35~45	6.70	9.55	4.79	6.81	5.74	8.18
≥45~55	18.51	20.83	16.52	18.30	17.51	19.55
≥55~65	26.54	32.37	29.27	34.96	27.91	33.69
≥65	43.64	49.05	46.38	53.61	45.02	51.31
合计	100.00	21.70	100.00	21.81	100.00	21.76

变化趋势：2013 年、2018 年、2023 年调查人群高血压标化患病率分别为

20.41％、18.84％和19.84％，2013年到2018年下降了1.57个百分点，2023年比2018年上升了1.00个百分点。男、女性高血压标化患病率均呈现先下降后上升的趋势，见图3。

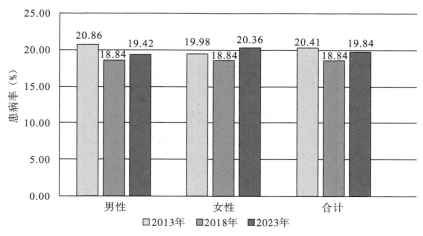

图3　2013年、2018年、2023年居民高血压患病率比较

2.2.3　血糖异常

2023年，调查人群血糖异常率为14.15％，男性患病率（13.45％）低于女性患病率（14.85％；$\chi^2=10.532$，$P<0.05$），男、女各年龄段的患病率无显著性差异（男性$\chi^2=3.652$，$P>0.05$；女性$\chi^2=3.744$，$P>0.05$），见表17。

表17　血糖分性别年龄段异常率

年龄段/岁	男		女		总	
	构成比/％	患病率/％	构成比/％	患病率/％	构成比/％	患病率/％
≥15～25	12.46	12.87	11.29	13.61	11.84	13.23
≥25～35	15.64	13.67	16.42	15.67	16.05	14.68
≥35～45	14.85	13.12	14.83	14.37	14.84	13.75
≥45～55	18.83	13.13	19.75	14.89	19.31	14.03
≥55～65	19.28	14.57	18.32	14.89	18.78	14.74
≥65	18.94	13.19	19.39	15.26	19.18	14.22
合计	100	13.45	100	14.85	100	14.15

变化趋势：2013年、2018年、2023年调查人群血糖异常标化患病率分别为11.65％、13.00％和13.34％，呈上升趋势；男性血糖异常标化率变化起伏幅度较小，有先升后降趋势，女性标化率从2013年的11.08％上升到2023年的14.33％，上升趋势较明显，见图4。

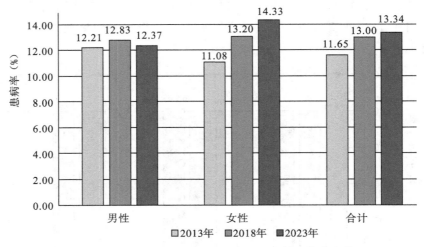

图4　2013年、2018年、2023年居民血糖异常率比较

2.2.4　血脂异常

2023年调查人群自报血脂异常率为4.51％，男、女性血脂异常率分别为4.57％和4.44％，无明显差异（$\chi^2=0.272$，$P>0.05$）。男、女各年龄段的患病率存在差异（男性$\chi^2=224.985$，$P<0.05$；女性 $\chi^2=346.600$，$P<0.05$），随着年龄的增长，血脂异常率呈明显上升趋势，在65岁及以上年龄段达到最高，男、女性异常率分别为8.80％、10.34％，见表18。

表18　血脂异常分性别年龄段患病情况

年龄段/岁	男		女		总	
	构成比/％	异常率/％	构成比/％	异常率/％	构成比/％	异常率/％
≥15~25	1.67	0.59	0.86	0.31	1.27	0.45
≥25~35	5.18	1.54	5.66	1.62	5.42	1.58
≥35~45	12.54	3.77	7.20	2.09	9.91	2.93
≥45~55	19.23	4.56	17.84	4.02	18.54	4.29
≥55~65	24.25	6.23	24.53	5.97	24.39	6.10
≥65	37.12	8.80	43.91	10.34	40.47	9.56
合计	100.00	4.57	100.00	4.44	100.00	4.51

2018年和2023年监测结果显示，15岁及以上居民标化血脂异常率分别为3.85％和4.21％，2023年较2018年血脂异常率上升了0.36个百分点，2023年男、女性的自报血脂异常率均高于2018年，见图5。

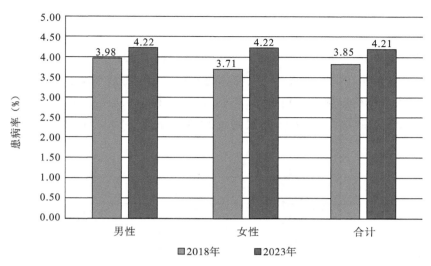

图 5　2018 年、2023 年居民血脂异常率比较

2.2.5　超重与肥胖

　　2023 年，调查人群 BMI 显示超重率为 31.40%，其中男性为 30.47%、女性为 32.33%；人群肥胖率为 4.74%，其中男性为 4.74%、女性为 4.75%，男、女的超重率存在差异（$\chi^2 = 10.499$，$P < 0.05$），而肥胖率无明显差异（$\chi^2 = 0.000$，$P < 0.05$）。调查人群各年龄段超重率变化不大，最高的为 ≥45~55 岁年龄段（32.75%），肥胖率最高的年龄段为 65 岁及以上人群（5.26%）。运用腰围（男性 ≥85cm，女性 ≥80cm）来判定是否属于腹型肥胖，人群腹型肥胖率为 45.90%，其中男性肥胖率（46.69%）高于女性（45.12%），有显著性差异（$\chi^2 = 6.504$，$P < 0.05$）；男、女肥胖高峰分别出现在 ≥35~45 岁和 65 岁及以上年龄段，分别为 48.22% 和 45.54%，见表 19。

表 19　调查人群不同年龄、性别的超重和肥胖分布情况

年龄段/岁	中心型肥胖						腹型肥胖率/%		
	超重率/%			肥胖率/%					
	男	女	总	男	女	总	男	女	总
≥15~25	30.20	31.00	30.59	5.35	4.15	4.76	47.00	44.62	45.84
≥25~35	30.23	34.82	32.54	4.82	4.60	4.71	46.54	44.81	45.67
≥35~45	29.76	32.22	31.00	4.52	3.88	4.20	48.22	44.85	46.53
≥45~55	32.34	33.15	32.75	4.13	5.15	4.64	46.79	45.45	46.11
≥55~65	29.54	31.12	30.34	4.86	4.71	4.79	46.22	45.14	45.67
≥65	30.39	31.53	30.95	4.95	5.57	5.26	45.72	45.54	45.63
合计	30.47	32.33	31.40	4.74	4.75	4.74	46.69	45.12	45.90

2013 年、2018 年、2023 年调查人群标化超重率分别为 26.39％、30.66％ 和 31.06％，呈持续上升趋势，2018 年到 2023 年的上升幅度小于 2013 年到 2018 年的上升幅度；男性标化超重率从 2013 年的 27.76％ 上升到了 2018 年的 31.60％，再到 2023 年的 34.73％，呈明显上升趋势；而女性标化超重率先上升后下降。2013 年、2018 年、2023 年调查人群标化肥胖率分别为 5.27％、3.08％ 和 4.63％，呈明显的先下降后上升趋势；男、女性肥胖率均为 2013 年最高、2018 年下降、2023 年增高的趋势，见图 6 和图 7。

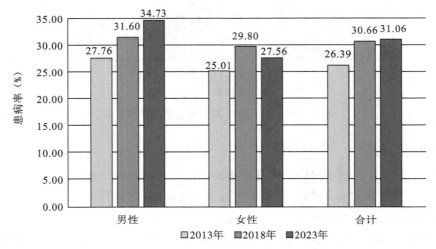

图6 2013 年、2018 年、2023 年居民超重率比较

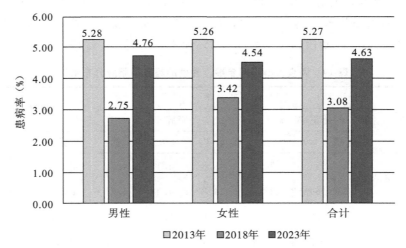

图7 2013 年、2018 年、2023 年居民肥胖率比较

2013 年、2018 年、2023 年调查人群标化腹型肥胖率分别为 54.96％、43.36％ 和 45.16％，与 2013 年相比，均有所降低，2023 年较 2018 年有小幅度的上升；男性腹型肥胖率变化幅度较大，从 2013 年的 61.82％ 下降到 2018 年的 22.63％，又升至 2023 年的 47.86%，女性腹型肥胖率从 2013 年的 47.95% 上升到 2018 年的 65.21%，后又降至 2023 年的 42.65%，见图 8。

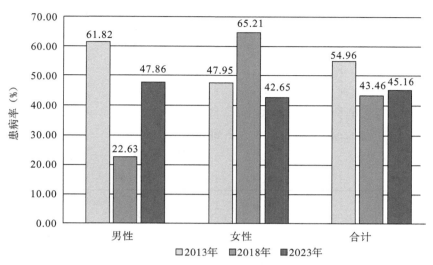

图 8 2013 年、2018 年、2023 年居民腹型肥胖率比较

2.2.6 其他慢性病

1）自报冠心病发生率

2023 年，调查人群自报冠心病发生率为 6.50%，其中男性为 5.75%，女性为 7.24%。随着年龄的增加，男性和女性自报冠心病发生率呈明显上升趋势，见表 20。

表 20 不同年龄、性别居民自报冠心病发生情况

年龄段/岁	男		女		总	
	构成比/%	发生率/%	构成比/%	发生率/%	构成比/%	发生率/%
≥15～25	0.27	0.12	0.11	0.06	0.18	0.09
≥25～35	0.40	0.15	0.63	0.29	0.53	0.22
≥35～45	3.86	1.46	2.53	1.19	3.11	1.33
≥45～55	11.04	3.29	12.00	4.41	11.57	3.86
≥55～65	25.40	8.21	25.47	10.10	25.44	9.17
≥65	59.04	17.59	59.26	22.73	59.17	20.14
合计	100.00	5.75	100.00	7.24	100.00	6.50

2）自报脑卒中发生率

2023 年，调查人群自报脑卒中发生率为 3.41%，其中男性为 3.12%，女性为 3.69%。随着年龄的增加，男性和女性自报脑卒中发生率呈明显上升趋势，见表 21。

表 21　不同年龄、性别居民自报脑卒中发生情况

年龄段/岁	男		女		总	
	构成比/%	发生率/%	构成比/%	发生率/%	构成比/%	发生率/%
≥15～25	0.25	0.06	0.00	0.00	0.11	0.03
≥25～35	0.49	0.10	0.82	0.20	0.67	0.15
≥35～45	1.96	0.40	1.44	0.35	1.68	0.38
≥45～55	10.54	1.71	12.16	2.28	11.42	2.00
≥55～65	25.49	4.47	28.87	5.84	27.32	5.17
≥65	61.27	9.90	56.70	11.10	58.79	10.50
合计	100.00	3.12	100.00	3.69	100.00	3.41

3）自报慢阻肺患病率

2023 年，调查人群自报慢阻肺患病率为 1.24%，其中男性为 1.26%，女性为 1.22%。随着年龄的增加，男性和女性自报冠心病发生率呈明显上升趋势，见表 22。

表 22　不同年龄、性别居民自报慢阻肺患病情况

年龄段/岁	男		女		总	
	构成比/%	患病率/%	构成比/%	患病率/%	构成比/%	患病率/%
≥15～25	0.61	0.06	0.00	0.00	0.31	0.03
≥25～35	1.82	0.15	1.88	0.15	1.85	0.15
≥35～45	2.42	0.20	3.75	0.30	3.08	0.25
≥45～55	15.15	0.99	15.63	0.97	15.38	0.98
≥55～65	23.03	1.63	21.25	1.42	22.15	1.52
≥65	56.97	3.72	57.50	3.71	57.23	3.72
合计	100.00	1.26	100.00	1.22	100.00	1.24

4）自报恶性肿瘤患病率

2023 年，调查人群自报恶性肿瘤患病率为 0.24%，其中男性为 0.21%，女性为 0.27%。随着年龄的增加，男性和女性自报恶性肿瘤患病率整体呈上升趋势，见表 23。

表 23　不同年龄、性别居民自报慢阻肺患病情况

年龄段/岁	男		女		总	
	构成比/%	患病率/%	构成比/%	患病率/%	构成比/%	患病率/%
≥15～25	0.00	0.00	0.00	0.00	0.00	0.00
≥25～35	3.70	0.05	8.33	0.15	6.35	0.10
≥35～45	7.41	0.10	5.56	0.10	6.35	0.10
≥45～55	33.33	0.36	27.78	0.39	30.16	0.37

年龄段/岁	男		女		总	
	构成比/%	患病率/%	构成比/%	患病率/%	构成比/%	患病率/%
≥55～65	18.52	0.21	25.00	0.38	22.22	0.30
≥65	37.04	0.40	33.33	0.48	34.92	0.44
合计	100.00	0.21	100.00	0.27	100.00	0.24

2.2.7　慢性病患者住院及医疗费用情况

1) 住院情况

2023 年，调查人群上年度因慢性病住院的患者有 949 人，占慢性病患者的 16.35%，占调查人数的 3.62%。因心脑血管疾病、癌症、慢性呼吸道疾病、糖尿病和其他慢性病住院的患者分别为 597 例、18 例、43 例、107 例和 213 例，分别占 62.91%、1.90%、4.53%、11.28% 和 22.44%。住院机构比例：省级医院占 2.21%，市级医院占 23.18%，县级医院占 62.59%，乡镇街道卫生院/社区卫生服务中心占 11.70%，其他占 0.32%。

2) 住院医疗费用

2023 年，调查人群上年度的住院慢性病患者医疗费用合计 869.80 万元，费用最低为 350 元，最高为 221000 元，中位数为 5000 元；心脑血管疾病、癌症、慢性呼吸道疾病、糖尿病和其他慢性病患者的住院费用分别为 542.79 万元、64.42 万元、33.99 万元、49.32 万元和 164.55 万元，人均住院费用中位数分别为 5000 元、11000 元、5000 元、5000 元和 5680 元。

2.3　慢性病危险因素

2.3.1　吸烟行为

现在吸烟者：现在吸烟人数为 4178 人，其中男性 4147 人、女性 31 人。不同年龄、性别现在吸烟人数见表 24。

表 24　不同年龄、性别现在吸烟人数　　　　　　　单位：人

项目	≥15～25 岁	≥25～35 岁	≥35～45 岁	≥45～55 岁	≥55～65 岁	≥65～75 岁	≥75～85 岁	≥85 岁	合计
男性现在吸烟人数	142	592	768	982	922	544	160	37	4147
女性现在吸烟人数	2	12	3	6	2	3	2	1	31
小计	144	604	771	988	924	547	162	38	4178

每日吸烟者：调查时每天都吸烟的人数为 3026 人，其中男性 3015 人、女性 11 人。不同年龄、性别每日吸烟人数见表 25。

表 25　不同年龄、性别每日吸烟人数　　　　　　　　　　　　单位：人

项目	≥15～25 岁	≥25～35 岁	≥35～45 岁	≥45～55 岁	≥55～65 岁	≥65～75 岁	≥75～85 岁	≥85 岁	合计
男性每日吸烟人数	81	375	547	756	722	405	112	17	3015
女性每日吸烟人数	0	1	2	3	2	1	1	1	11
小计	81	376	549	759	724	406	113	18	3026

现在吸烟率：调查人群现在吸烟率为 15.9％，男性（31.7％）远高于女性（0.2％）。男性现在吸烟率中，以≥15～25 岁年龄段最低（8.3％）、≥55～65 岁年龄段最高（39.6％）。具体见表 26。

表 26　不同年龄、性别现在吸烟率

项目	≥15～25 岁	≥25～35 岁	≥35～45 岁	≥45～55 岁	≥55～65 岁	≥65～75 岁	≥75～85 岁	≥85 岁	合计
男性现在吸烟率	8.3％	29.4％	38.6％	39.0％	39.6％	31.0％	25.3％	26.6％	31.7％
女性现在吸烟率	0.1％	0.6％	0.1％	0.2％	0.1％	0.2％	0.3％	0.7％	0.2％
小计	4.3％	14.9％	19.3％	19.4％	19.6％	15.6％	13.1％	13.9％	15.9％

吸烟率变化趋势：2013 年、2018 年和 2023 年监测结果显示，居民现在吸烟率分别为 34.9％、17.5％和 15.9％，2018 年较 2013 年下降明显，2023 年较 2018 年有轻微下降，见图 9。

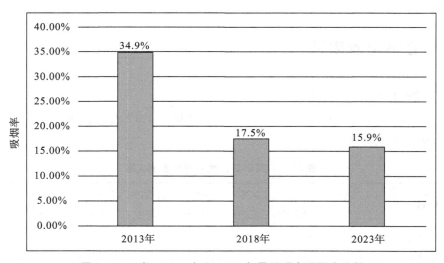

图 9　2013 年、2018 年和 2023 年居民现在吸烟率比较

每日吸烟率：调查人群每日吸烟率为 11.5％，男性（23.1％）远高于女性（0.1％）。男性每日吸烟率以≥15～25 岁年龄段最低（4.8％），≥55～65 岁年龄段最高（31.0％）；女性每日吸烟率以 85 岁及以上年龄段最高（0.7％）。具体见表 27。

表 27　不同年龄、性别每日吸烟率

项目	≥15~25 岁	≥25~35 岁	≥35~45 岁	≥45~55 岁	≥55~65 岁	≥65~75 岁	≥75~85 岁	≥85 岁	合计
男性每日吸烟率	4.8%	18.6%	27.5%	30.0%	31.0%	23.1%	17.7%	12.2%	23.1%
女性每日吸烟率	0.0%	0.0%	0.1%	0.1%	0.1%	0.1%	0.2%	0.7%	0.1%
小计	2.4%	9.3%	13.7%	14.9%	15.3%	11.6%	9.2%	6.6%	11.5%

二手烟暴露率：现在不吸烟人群中二手烟暴露率为 28.6%，男性（26.9%）低于女性（29.8%）。男性现在不吸烟人群中，二手烟暴露率以≥35~45 岁年龄段最高（31.9%），85 岁及以上年龄段最低（15.7%）；女性现在不吸烟人群中，二手烟暴露率以≥45~55 岁年龄段最高（35.0%），85 岁及以上年龄段最低（16.5%）。具体见表 28。

表 28　不同年龄、性别二手烟暴露率

项目	≥15~25 岁	≥25~35 岁	≥35~45 岁	≥45~55 岁	≥55~65 岁	≥65~75 岁	≥75~85 岁	≥85 岁	合计
男性二手烟暴露率	22.3%	31.4%	31.9%	30.9%	25.1%	22.2%	22.7%	15.7%	26.9%
女性二手烟暴露率	18.8%	31.6%	32.1%	35.0%	30.4%	30.2%	22.6%	16.5%	29.8%
小计	20.5%	31.5%	32.1%	33.5%	28.5%	26.9%	22.6%	16.2%	28.6%

戒烟者：指过去曾吸过烟，但调查时不吸烟半年以上的人群，有 1032 人，其中男性有 951 人、女性有 81 人。不同年龄、性别戒烟人数情况见表 29。

表 29　不同年龄、性别戒烟人数　　　　　　　　　　　　　单位：人

项目	≥15~25 岁	≥25~35 岁	≥35~45 岁	≥45~55 岁	≥55~65 岁	≥65~75 岁	≥75~85 岁	≥85 岁	合计
男性戒烟者	22	73	112	162	222	249	95	16	951
女性戒烟者	2	12	12	15	18	16	6	0	81
小计	24	85	124	177	240	265	101	16	1032

戒烟率：指现在已戒烟者在所有吸烟者中所占的比例。居民戒烟率为 19.8%，男性（18.7%）远低于女性（72.3%）。男性戒烟率中，以≥75~85 岁年龄段最高（37.3%），以≥25~35 岁年龄段最低（11.0%）；女性戒烟率中，以≥55~65 岁年龄段最高（90.0%）。具体见表 30。

表 30　不同年龄、性别人群戒烟率

项目	≥15~25 岁	≥25~35 岁	≥35~45 岁	≥45~55 岁	≥55~65 岁	≥65~75 岁	≥75~85 岁	≥85 岁	小计
男性戒烟率	13.4%	11.0%	12.7%	14.2%	19.4%	31.4%	37.3%	30.2%	18.7%
女性戒烟率	50.0%	50.0%	80.0%	71.0%	90.0%	84.2%	75.0%	0.0%	72.3%
合计	14.3%	12.3%	13.9%	15.2%	20.6%	32.6%	38.4%	29.6%	19.8%

日平均吸烟量：居民现在吸烟者日平均吸烟的支数为14.6支，男性（14.7支）大于女性（11.1支），见表31。

表31 不同年龄、性别日平均吸烟量 单位：支

项目	≥15~25岁	≥25~35岁	≥35~45岁	≥45~55岁	≥55~65岁	≥65~75岁	≥75~85岁	≥85岁	合计
男性日平均吸烟量	11.9	12.9	13.6	15.4	16.2	14.5	14.3	11.6	14.7
女性日平均吸烟量	0.0	10.0	11.0	10.0	10.0	10.0	10.0	20.0	11.1
小计	11.9	12.9	13.6	15.4	16.2	14.5	14.2	10.9	14.6

2.3.2 饮酒行为

饮酒率：居民饮酒的比例为4.0%，其中男性和女性分别为7.8%和0.3%，男性是女性的26倍。具体见表32。

表32 不同年龄、性别人群饮酒率

项目	≥15~25岁	≥25~35岁	≥35~45岁	≥45~55岁	≥55~65岁	≥65~75岁	≥75~85岁	≥85岁	合计
男	2.6%	8.7%	10.2%	10.2%	8.6%	6.2%	5.4%	1.4%	7.8%
女	0.1%	0.3%	0.5%	0.4%	0.2%	0.1%	0.2%	0.0%	0.3%
小计	1.4%	4.5%	5.4%	5.2%	4.3%	3.1%	2.8%	0.7%	4.0%

饮酒率变化趋势：2013年、2018年和2023年监测结果显示，居民饮酒率分别为12.5%、5.8%和4.0%，呈下降趋势，见图10。

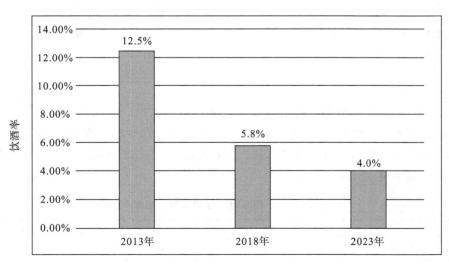

图10 2013年、2018年和2023年居民饮酒率比较

饮酒者饮酒频率：居民每周饮酒1或2次的比例为3.4%，男性、女性分别为

6.6％和0.3％，男性高于女性；居民每周饮酒至少3次的比例为0.6％，见表33。

表33　不同年龄、性别饮酒者饮酒频率

年龄段/岁	每周饮酒1或2次			每周至少饮酒3次		
	男	女	合计	男	女	合计
≥15～25	2.4％	0.1％	1.2％	0.2％	0.0％	0.1％
≥25～35	7.8％	0.3％	4.0％	0.8％	0.0％	0.4％
≥35～45	8.9％	0.5％	4.7％	1.3％	0.0％	0.7％
≥45～55	8.7％	0.4％	4.5％	1.5％	0.0％	0.7％
≥55～65	6.7％	0.2％	3.4％	1.8％	0.0％	0.9％
≥65～75	5.0％	0.0％	2.5％	1.3％	0.1％	0.7％
≥75～85	3.5％	0.2％	1.9％	1.9％	0.0％	1.0％
≥85	0.7％	0.0％	0.4％	0.7％	0.0％	0.4％
合计	6.6％	0.3％	3.4％	1.2％	0.0％	0.6％

过量饮酒率：居民具有过量饮酒行为的比例为0.5％，其中男性过量饮酒率为0.9％，见表34。

表34　不同年龄、性别过量饮酒率

项目	≥15～25岁	≥25～35岁	≥35～45岁	≥45～55岁	≥55～65岁	≥65～75岁	≥75～85岁	≥85岁	合计
男	0.4％	1.2％	0.9％	1.2％	1.3％	0.6％	0.6％	0.0％	0.9％
女	0.1％	0.1％	0.0％	0.0％	0.0％	0.0％	0.0％		0.0％
合计	0.2％	0.6％	0.5％	0.6％	0.6％	0.3％	0.3％	0.0％	0.5％

2.3.3　膳食摄入

2023年，宝鸡市居民膳食摄入量调查结果显示：谷薯类、蔬菜类、水果类、蛋类、水产品、畜禽肉、大豆及坚果类、奶及奶制品、油、盐10类食物人均每日摄入量分别为322.8g、352.3g、104.6g、30.8g、12.8g、37.1g、23.6g、74.7g、47.6g、6.4g，谷薯类、蔬菜类摄入达到"中国居民平衡膳食宝塔"（2022）的推荐摄入量，油、盐摄入超过推荐摄入量，其余种类未达到推荐摄入量。从性别看，男性谷薯类、蔬菜类、水产品、畜禽肉、油、盐人均每日摄入量高于女性，而水果类、蛋类、奶及奶制品人均每日摄入量低于女性。2023年的调查结果与2018年、2013年比较：蔬菜类、水产品、奶及奶制品三类食物人均每日摄入量有所增加，谷薯类、水果类、大豆及坚果类、油、盐5类食物人均每日摄入量有所减少，其中油从之前的52.6g、49.8g降低到2023年的47.6g，盐从之前的9.5g、7.6g降低到2023年的6.4g。具体见表35～表37、图11～图20。

表 35　2023 年宝鸡市居民膳食分性别人均每日摄入量　　　　　　　单位：g

食物种类	中国居民平衡膳食宝塔 （2022 版）	合计 （$n=26200$）	男 （$n=13072$）	女 （$n=13128$）
谷薯类	250～400	322.8	336.8	309.0
蔬菜类	300～500	352.3	355.4	349.2
水果类	200～350	104.6	100.9	108.2
蛋类	1 个	30.8	30.6	31.0
水产品	40～75	12.8	13.5	12.1
畜禽肉	40～75	37.1	40.8	33.5
大豆及坚果类	25～35	23.6	23.6	23.6
奶及奶制品	300～500	74.7	72.3	77.0
油	25～30	47.6	47.9	47.2
盐	<5	6.4	6.4	6.3

表 36　2018 年宝鸡市居民膳食分性别人均每日摄入量　　　　　　　单位：g

食物种类	中国居民平衡膳食宝塔 （2016 版）	合计 （$n=36600$）	男 （$n=18676$）	女 （$n=17924$）
谷薯类	250～400	351.4	364.2	338.0
蔬菜类	300～500	226.8	228.8	224.7
水果类	200～350	111.6	111.0	112.3
蛋类	40～50	31.4	31.5	31.4
水产品	40～75	4.4	4.6	4.1
畜禽肉	40～75	36.8	39.8	33.7
大豆及坚果类	25～35	58.2	57.9	58.5
奶及奶制品	300	42.3	39.8	44.9
油	25～30	49.8	50.5	49.0
盐	<6	7.6	7.7	7.6

表 37　2013 年宝鸡市居民膳食分性别人均每日摄入量　　　　　　　单位：g

食物种类	中国居民平衡膳食宝塔 （2007 版）	合计 （$n=4968$）	男 （$n=2521$）	女 （$n=2447$）
谷薯类	250～400	433.0	456.5	408.7
蔬菜类	300～500	213.5	223.6	203.1
水果类	200～400	126.8	128.6	124.9
蛋类	25～50	31.2	30.6	31.9
鱼虾类	50～100	5.2	4.8	5.7
畜禽肉类	50～75	50.1	50.8	49.3
豆类	30～50	77.6	73.8	81.5
奶类	300	50.7	42.3	59.3
油	25～30	52.6	53.7	51.5
盐	<6	9.5	9.6	9.3

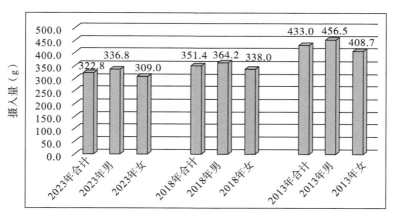

图 11 宝鸡市居民膳食谷薯类人均每日摄入量比较

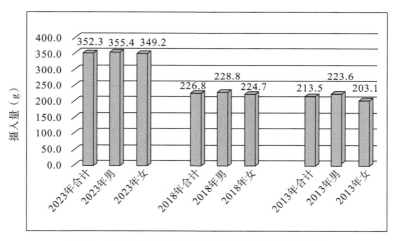

图 12 宝鸡市居民膳食蔬菜类人均每日摄入量比较

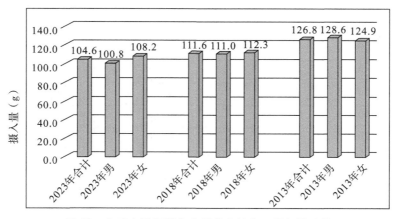

图 13 宝鸡市居民膳食水果类人均每日摄入量比较

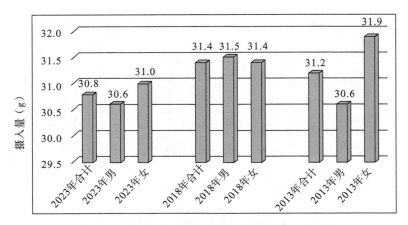

图 14 宝鸡市居民膳食蛋类人均每日摄入量比较

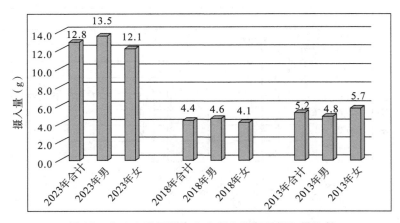

图 15 宝鸡市居民膳食水产品人均每日摄入量比较

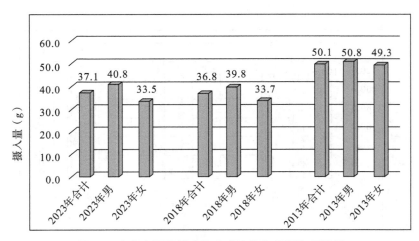

图 16 宝鸡市居民膳食畜禽肉人均每日摄入量比较

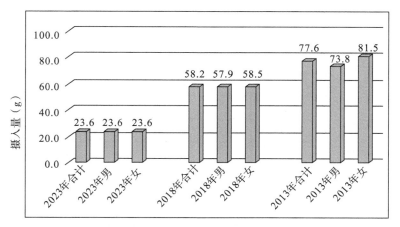

图 17 宝鸡市居民膳食大豆及坚果类人均每日摄入量比较

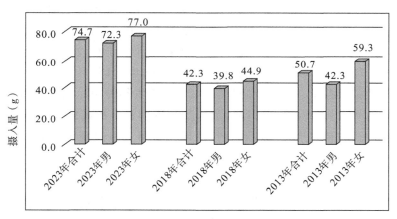

图 18 宝鸡市居民膳食奶及奶制品人均每日摄入量比较

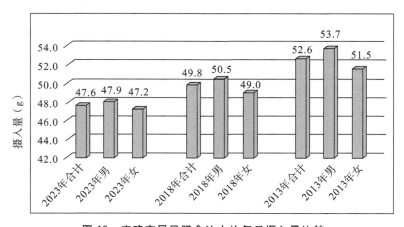

图 19 宝鸡市居民膳食油人均每日摄入量比较

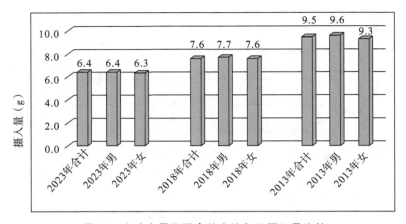

图20 宝鸡市居民膳食盐人均每日摄入量比较

2023年，宝鸡市居民膳食摄入量分年龄段调查结果显示：谷薯类各年龄段均符合推荐量要求；蔬菜类仅≥85岁年龄段未达到推荐量，其余各年龄段均达到推荐量要求；水果类各年龄段均未达到推荐量，摄入最少的是≥85岁年龄段；蛋类各年龄段均未达到推荐量；水产品各年龄段均远未达到推荐量；畜禽肉≥15～45岁年龄段达到推荐量，其余年龄段未达到推荐量；大豆及坚果类≥25～45岁年龄段达到推荐量，其余年龄段未达到推荐量；奶及奶制品各年龄段均远未达到推荐量，摄入最少的是≥55～65岁年龄段；油各年龄段均超过推荐量，且随年龄增加，摄入量呈现增加趋势；盐各年龄段均超过推荐量，且随年龄增加，摄入量呈现增加趋势。2023年的调查结果与2018年、2013年比较：蔬菜类、水产品、奶及奶制品三类食物各年龄段人均每日摄入量有所增加，谷薯类、水果类、大豆及坚果类、油、盐五类食物各年龄段人均每日摄入量有所减少。具体见表38～表40、图21～图30。

表38 2023年宝鸡市居民膳食分年龄段人均每日摄入量 单位：g

食物种类	中国居民平衡膳食宝塔（2022版）	≥15～25岁 (n=3318)	≥25～35岁 (n=4053)	≥35～45岁 (n=4000)	≥45～55岁 (n=5105)	≥55～65岁 (n=4723)	≥65～75岁 (n=3496)	≥75～85岁 (n=1232)	≥85岁 (n=273)
谷薯类	250～400	321.3	322.1	326.0	340.0	330.2	303.3	284.4	287.6
蔬菜类	300～500	359.2	357.7	371.9	354.1	351.9	338.0	308.3	252.4
水果类	200～350	117.2	126.7	119.3	105.6	89.5	83.0	75.9	55.9
蛋类	1个	31.6	32.9	32.3	30.2	28.6	30.1	29.9	27.9
水产品	40～75	14.7	17.2	16.1	12.1	9.5	9.2	9.3	7.4
畜禽肉	40～75	41.7	43.2	40.5	36.5	34.5	30.2	28.5	27.1
大豆及坚果类	25～35	24.2	28.9	26.3	22.9	21.3	20.2	19.0	17.5
奶及奶制品	300～500	95.3	83.5	72.1	63.5	61.9	76.0	85.1	93.8
油	25～30	45.3	46.2	44.5	50.0	49.8	48.1	47.5	48.2
盐	<5	6.0	6.1	5.8	6.7	6.7	6.6	6.8	7.0

表39 2018年宝鸡市居民膳食分年龄段人均每日摄入量   单位：g

食物种类	中国居民平衡膳食宝塔（2016版）	≥15～25岁 (n=7656)	≥25～35岁 (n=5821)	≥35～45岁 (n=7928)	≥45～55岁 (n=6624)	≥55～65岁 (n=4900)	≥65～75岁 (n=2967)	≥75～85岁 (n=625)	≥85岁 (n=79)
谷薯类	250～400	342.6	345.6	364.3	370.1	355.5	319.4	282.7	244.1
蔬菜类	300～500	226.0	233.7	236.6	236.4	214.0	200.8	183.5	129.9
水果类	200～350	119.7	127.3	116.5	103.2	96.2	95.1	95.4	86.9
蛋类	40～50	30.1	32.1	32.4	32.3	30.6	30.3	32.7	29.0
水产品	40～75	4.1	5.0	5.1	3.9	3.5	3.9	6.0	3.4
畜禽肉	40～75	36.6	41.3	40.0	36.7	32.9	29.5	26.5	19.6
大豆及坚果类	25～35	55.2	61.0	61.4	55.9	57.2	57.6	65.1	44.5
奶及奶制品	300	40.6	44.8	40.0	35.6	40.9	55.1	83.1	90.4
油	25～30	47.8	46.3	49.7	55.0	50.9	48.5	47.1	52.4
盐	<6	7.6	7.2	7.3	8.2	7.8	7.9	7.8	7.7

表40 2013年宝鸡市居民膳食分年龄段人均每日摄入量   单位：g

食物种类	中国居民平衡膳食宝塔（2007版）	≥15～25岁 (n=1012)	≥25～35岁 (n=793)	≥35～45岁 (n=1089)	≥45～55岁 (n=913)	≥55～65岁 (n=662)	≥65～75岁 (n=402)	≥75～85岁 (n=85)	≥85岁 (n=12)
谷薯类	250～400	409.3	428.7	456.7	448.5	422.8	437.8	342.8	423.1
蔬菜类	300～500	206.6	213.6	226.5	211.6	216.0	209.9	141.3	226.3
水果类	200～400	165.4	145.7	122.6	107.6	104.6	94.0	61.7	233.1
蛋类	25～50	35.0	33.0	32.3	28.1	29.4	27.5	22.5	25.0
鱼虾类	50～100	5.4	6.8	6.3	4.5	4.2	3.2	1.3	1.1
畜禽肉类	50～75	51.5	54.3	52.6	50.6	47.0	40.7	23.7	54.6
豆类	30～50	66.9	92.6	84.6	72.9	75.7	71.8	67.1	61.4
奶类	300	57.2	54.1	47.2	43.3	46.8	58.4	59.2	45.0
油	25～30	51.0	51.2	52.7	56.0	54.6	48.8	52.4	43.6
盐	<6	9.5	9.1	9.4	9.8	9.9	9.2	9.0	8.7

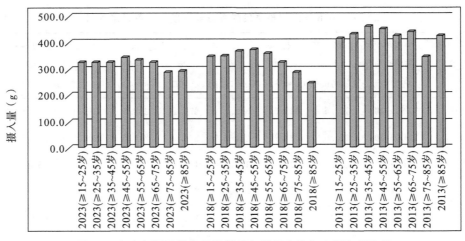

图 21　宝鸡市居民膳食谷薯类分年龄段人均每日摄入量比较

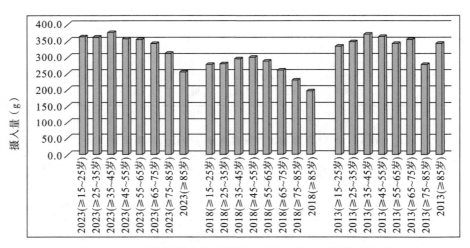

图 22　宝鸡市居民膳食蔬菜类分年龄段人均每日摄入量比较

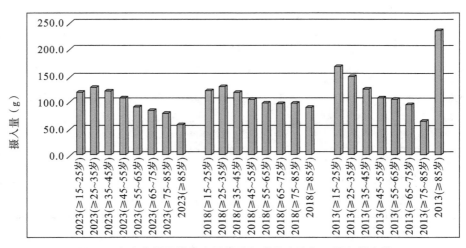

图 23　宝鸡市居民膳食水果类分年龄段人均每日摄入量比较

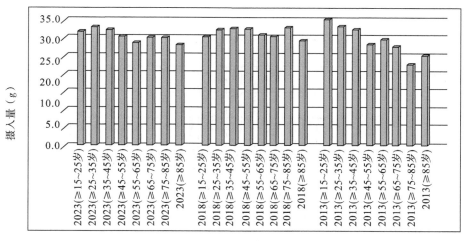

图24　宝鸡市居民膳食蛋类分年龄段人均每日摄入量比较

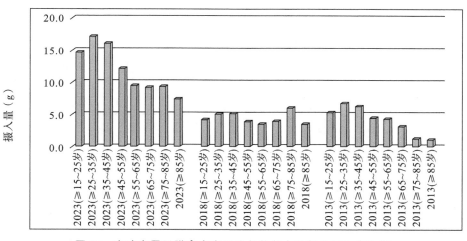

图25　宝鸡市居民膳食水产品分年龄段人均每日摄入量比较

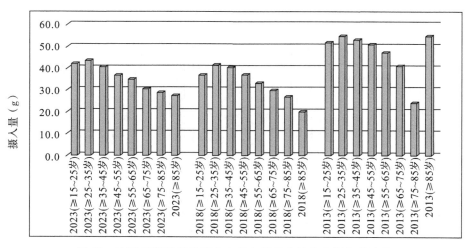

图26　宝鸡市居民膳食畜禽肉分年龄段人均每日摄入量比较

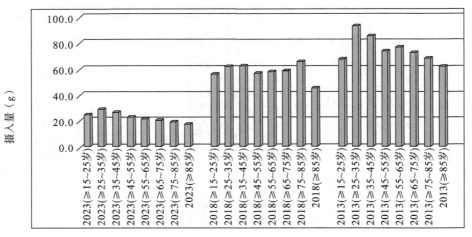

图 27 宝鸡市居民膳食大豆及坚果类分年龄段人均每日摄入量比较

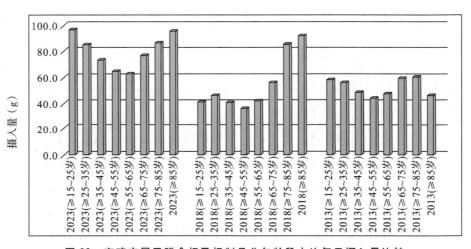

图 28 宝鸡市居民膳食奶及奶制品分年龄段人均每日摄入量比较

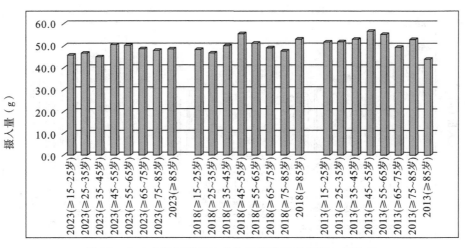

图 29 宝鸡市居民膳食油分年龄段人均每日摄入量比较

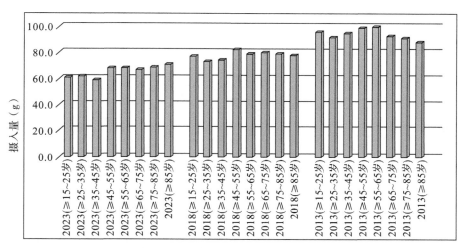

图30　宝鸡市居民膳食盐分年龄段人均每日摄入量比较

　　2023年，宝鸡市居民膳食摄入量分县/区调查结果显示：渭滨区、太白县谷薯类、蔬菜类、畜禽肉、大豆及坚果类摄入量均达到了推荐要求，达到要求的食物种类数最多，摄入油较多的是凤县、太白县、扶风县，摄入盐较多的是陇县、千阳县、凤翔区。2023年的调查结果与2018年、2013年比较：食物种类中达到推荐要求的县/区数量明显增加。具体见表41～表43。

表 41　2023年宝鸡市居民膳食分县/区人均每日摄入量

单位：g

食物种类	中国居民平衡膳食宝塔(2022版)	渭滨区 (n=2606)	金台区 (n=2633)	陈仓区 (n=2563)	凤翔区 (n=2744)	岐山县 (n=2428)	扶风县 (n=2611)	眉县 (n=2628)	陇县 (n=2640)	千阳县 (n=1315)	麟游县 (n=1321)	凤县 (n=1357)	太白县 (n=1354)
谷薯类	250~400	401.1	166.2	158.8	192.1	222.0	375.9	731.7	182.9	368.2	549.9	409.3	258.2
蔬菜类	300~500	410.2	328.4	226.1	300.5	366.4	333.0	374.7	352.0	292.9	493.6	460.2	411.4
水果类	200~350	141.8	128.0	89.5	92.9	134.2	96.5	93.4	72.3	53.6	139.7	104.3	102.3
蛋类	1个	36.5	39.3	30.1	28.9	31.1	29.8	30.4	27.9	21.8	32.4	27.6	26.3
水产品	40~75	21.7	14.0	6.5	15.4	10.9	11.1	11.8	9.5	4.7	11.0	20.2	16.8
畜禽肉	40~75	61.4	35.8	36.5	34.4	30.0	33.9	35.0	29.2	22.4	34.8	51.3	41.0
大豆及坚果类	25~35	25.3	21.3	14.9	23.5	21.3	24.0	25.5	28.7	21.8	26.0	25.5	29.7
奶及奶制品	300~500	126.0	91.0	62.9	68.9	73.0	71.0	76.2	53.9	40.4	78.3	64.6	65.1
油	25~30	43.3	52.8	43.3	45.3	50.5	54.9	40.4	51.5	33.7	26.8	69.6	56.7
盐	<5	5.1	6.0	5.9	6.9	6.6	6.8	6.3	7.1	7.0	5.9	6.3	6.6

单位：g

表42 2018年宝鸡市居民膳食分县/区人均每日摄入量

食物种类	中国居民平衡膳食宝塔(2016版)	渭滨区(n=3117)	金台区(n=4442)	陈仓区(n=4051)	凤翔区(n=3028)	岐山县(n=3054)	扶风县(n=3705)	眉县(n=1549)	陇县(n=2711)	千阳县(n=3490)	麟游县(n=3466)	凤县(n=2804)	太白县(n=1183)
谷薯类	250~400	338.2	319.5	285.3	342.4	269.2	323.4	275.1	434.4	362.7	461.0	425.3	434.3
蔬菜类	300~500	214.5	213.7	292.5	158.6	161.8	164.8	165.2	329.6	244.0	202.8	305.5	298.4
水果类	200~350	150.3	178.8	117.4	92.3	126.6	101.0	122.7	89.8	86.9	73.6	64.5	112.9
蛋类	40~50	39.1	39.6	25.2	28.8	32.7	36.8	35.4	31.5	32.0	22.1	23.4	28.6
水产品	40~75	13.9	8.9	3.9	3.1	3.0	3.3	3.0	0.8	1.9	0.8	3.4	3.7
畜禽肉	40~75	58.6	48.8	43.7	35.7	30.1	35.7	32.1	26.5	19.1	14.7	40.4	72.4
大豆及坚果类	25~35	78.4	79.7	67.8	52.6	64.5	57.3	67.1	69.8	46.9	22.2	31.0	56.9
奶及奶制品	300	83.5	72.3	46.4	44.1	62.8	54.7	41.2	19.5	14.2	6.0	10.5	28.8
油	25~30	45.6	45.9	37.5	44.0	43.4	49.5	50.9	49.3	43.8	53.1	81.6	81.0
盐	<6	5.5	6.9	7.4	8.5	7.3	6.8	6.5	8.4	8.3	8.8	9.0	9.2

表43 2013年宝鸡市居民膳食分县/区人均每日摄入量

单位：g

食物种类	中国居民平衡膳食宝塔(2007版)	渭滨区(n=563)	金台区(n=489)	陈仓区(n=773)	凤翔区(n=589)	岐山县(n=580)	扶风县(n=445)	眉县(n=350)	陇县(n=351)	千阳县(n=225)	麟游县(n=226)	凤县(n=193)	太白县(n=184)
谷薯类	250~400	311.4	413.6	452.8	357.3	397.9	384.4	653.5	385.1	437.7	615.4	499.2	615.4
蔬菜类	300~500	214.9	232.2	126.8	197.6	241.9	142.1	295.2	221.7	231.6	244.0	285.1	351.0
水果类	200~400	140.8	152.6	119.8	127.4	206.4	107.0	128.4	55.9	79.3	81.4	85.6	128.9
蛋类	25~50	44.9	27.4	27.5	31.9	38.2	25.3	24.5	26.1	25.1	32.5	29.5	36.1
鱼虾类	50~100	15.9	8.7	2.7	5.8	5.0	2.2	3.1	0.5	0.4	0.9	2.9	7.0
畜禽肉类	50~75	77.8	56.8	58.2	53.4	28.1	27.2	67.4	32.7	14.3	18.8	45.0	115.7
豆类	30~50	89.8	114.5	68.3	95.9	122.4	56.0	53.8	45.7	38.9	29.2	51.9	72.7
奶类	300	78.0	85.0	45.7	51.7	71.0	27.5	42.9	13.2	28.9	42.4	22.5	38.0
油	25~30	52.7	53.5	54.2	45.7	56.1	50.5	49.2	53.7	36.1	37.5	76.9	77.4
盐	<6	8.0	6.8	9.0	10.7	10.6	9.3	8.6	13.9	8.0	9.9	10.2	10.7

　　2023 年，宝鸡市居民膳食人均每日摄入量达到推荐摄入量的人数调查结果显示：谷薯类、蔬菜类、水果类、蛋类、水产品、畜禽肉、大豆及坚果类、奶及奶制品、油、盐 10 类食物人均每日摄入量达到推荐范围的比例分别为 14.0%、24.8%、11.4%、31.6%、4.1%、17.0%、8.6%、3.6%、32.1%、41.7%，谷薯类、蔬菜类、水果类、蛋类、水产品、畜禽肉、大豆及坚果类、奶及奶制品低于推荐量下限人数超过 50%，油、盐摄入量高于推荐量上限人数超过 50%（分别为 67.9%、58.3%）。2023 年的调查结果与 2018 年、2013 年比较：谷薯类、水果类、大豆及坚果类摄入量达到推荐范围的比例有所降低，蔬菜类、蛋类、水产品、奶及奶制品、油、盐摄入量达到推荐范围的比例有所增加。具体见表 44～表 46 和图 31。

表 44　2023 年宝鸡市居民膳食人均每日摄入量达到推荐摄入量的人数

食物种类	推荐摄入量（2022 版中国居民平衡膳食宝塔）	低于下限（占比）	推荐范围（占比）	高于上限（占比）
谷薯类	250～400g	14691(56.1%)	3655(14.0%)	7854(30.0%)
蔬菜类	300～500g	13779(52.6%)	6510(24.8%)	5911(22.6%)
水果类	200～350g	21719(82.9%)	2982(11.4%)	1499(5.7%)
蛋类	1 个	17929(68.4%)	8271(31.6%)	—
水产品	40～75g	24353(93.0%)	1062(4.1%)	785(3.0%)
畜禽肉	40～75g	18523(70.7%)	4457(17.0%)	3220(12.3%)
大豆及坚果类	25～35g	19186(73.2%)	2253(8.6%)	4761(18.2%)
奶及奶制品	300～500g	25192(96.2%)	931(3.6%)	77(0.3%)
油	25～30g	—	8405(32.1%)	17795(67.9%)
盐	<5g	—	10934(41.7%)	15266(58.3%)

表 45　2018 年宝鸡市居民膳食人均每日摄入量达到推荐摄入量的人数

食物种类	推荐摄入量（2016 版中国居民平衡膳食宝塔）	低于下限（占比）	推荐范围（占比）	高于上限（占比）
谷薯类	250～400g	12453(34.0%)	12322(33.7%)	11825(32.3%)
蔬菜类	300～500g	24950(68.2%)	8689(23.7%)	2961(8.1%)
水果类	200～350g	29623(80.9%)	5448(14.9%)	1529(4.2%)
蛋类	40～50g	25154(68.7%)	763(2.1%)	10683(29.2%)
水产品	40～75g	35631(97.4%)	710(1.9%)	259(0.7%)
畜禽肉	40～75g	24805(67.8%)	6807(18.6%)	4988(13.6%)
大豆及坚果类	25～35g	15077(41.2%)	3916(10.7%)	17607(48.1%)
奶及奶制品	300g	35913(98.1%)	687(1.9%)	—
油	25～30g	—	9298(25.4%)	27302(74.6%)
盐	<6g	—	14725(40.2%)	21875(59.8%)

表46　2013年宝鸡市居民膳食人均每日摄入量达到推荐摄入量的人数

食物种类	推荐摄入量（2007版中国居民平衡膳食宝塔）	低于下限（占比）	推荐范围（占比）	高于上限（占比）
谷薯类	250～400g	1131(22.8%)	1495(30.1%)	2342(47.1%)
蔬菜类	300～500g	3633(73.1%)	981(19.7%)	354(7.1%)
水果类	200～400g	3967(79.9%)	686(13.8%)	315(6.3%)
蛋类	25～50g	2607(52.5%)	1024(20.6%)	1337(26.9%)
鱼虾类	50～100g	4848(97.6%)	87(1.8%)	33(0.7%)
畜禽肉类	50～75g	3266(65.7%)	702(14.1%)	1000(20.1%)
豆类	30～50g	2119(42.7%)	662(13.3%)	2187(44.0%)
奶类	300g	4882(98.3%)	86(1.7%)	—
油	25～30g	—	1086(21.9%)	3882(78.1%)
盐	<6g	—	1611(32.4%)	3357(67.6%)

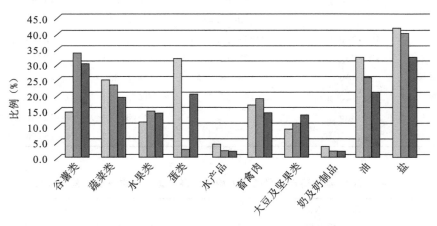

图31　宝鸡市居民膳食人均每日摄入量达到推荐摄入量的人数比例

　　2023年，宝鸡市居民蔬菜水果、畜禽肉摄入调查结果显示：人均每日蔬菜水果摄入量为456.9g，其中男性为456.4g、女性为457.4g，根据世界卫生组织每日摄入蔬菜水果不低于400g的建议，仍有57.3%的居民蔬菜水果摄入不足，其中男性为57.7%、女性为56.9%；人均每日畜禽肉摄入量为37.1g，其中男性为40.8g、女性为33.5g，根据世界癌症研究基金会每日畜禽肉摄入量不超过100g的推荐，仍有6.7%的居民畜禽肉摄入过多，其中男性为7.9%、女性为5.6%。2023年的调查结果与2018年、2013年比较：宝鸡市居民蔬菜水果摄入不足比例、畜禽肉摄入过多比例均有所降低。具体见表47。

表 47 宝鸡市居民膳食人均每日蔬菜水果、畜禽肉摄入比较

年份	人数	蔬菜水果摄入量/g	蔬菜水果摄入不足比例/%	畜禽肉摄入量/g	畜禽肉摄入过多比例/%
2023 年	合计（$n=26200$）	456.9	57.3	37.1	6.7
	男（$n=13072$）	456.4	57.7	40.8	7.9
	女（$n=13128$）	457.4	56.9	33.5	5.6
2018 年	合计（$n=36600$）	338.4	69.2	36.8	8.4
	男（$n=18676$）	339.8	69.0	39.8	9.8
	女（$n=17924$）	337.0	69.5	33.7	7.1
2013 年	合计（$n=4968$）	340.2	68.6	50.1	12.8
	男（$n=2521$）	352.2	67.0	50.8	12.1
	女（$n=2447$）	327.9	70.2	49.3	13.5

2.3.4 身体活动

经常参加体育锻炼比例：居民经常参加体育锻炼者的比例为 58.5%，男性和女性分别为 60.8% 和 56.2%，男性稍高于女性，见表 48。

表 48 不同年龄、性别经常参加体育锻炼比例

项目	≥15～25 岁	≥25～35 岁	≥35～45 岁	≥45～55 岁	≥55～65 岁	≥65～75 岁	≥75～85 岁	≥85 岁	合计
男性经常参加体育锻炼比例	67.5%	65.4%	63.5%	61.5%	59.2%	54.6%	43.8%	39.6%	60.8%
女性经常参加体育锻炼比例	60.1%	60.9%	60.0%	56.9%	56.7%	48.8%	42.3%	22.4%	56.2%
小计	63.9%	63.2%	61.7%	59.2%	57.9%	51.7%	43.1%	31.1%	58.5%

身体活动不足比例：居民身体活动不足人群的比例为 54.8%，男性和女性分别为 52.7% 和 56.9%，男性稍低于女性，见表 49。

表 49 不同年龄、性别经常身体活动不足比例

项目	≥15～25 岁	≥25～35 岁	≥35～45 岁	≥45～55 岁	≥55～65 岁	≥65～75 岁	≥75～85 岁	≥85 岁	合计
男性身体活动不足比例	48.2%	51.3%	50.2%	50.9%	53.4%	58.0%	63.9%	66.9%	52.7%
女性身体活动不足比例	53.7%	56.3%	54.2%	55.4%	56.2%	61.8%	66.8%	80.6%	56.9%
小计	50.9%	53.8%	52.2%	53.2%	54.8%	59.9%	65.3%	73.6%	54.8%

平均每日总静态行为时间：居民平均每日总静态行为时间为 4.0 小时，其中男性为 3.9 小时、女性为 4.0 小时。男性和女性每日总静态行为时间以≥15～25 岁年龄段最高，平均为 5.7 小时；以≥55～65 岁年龄段最低，平均为 3.4 小时。具体见表 50。

表 50　不同年龄、性别平均每日总静态行为时间　　　　　　　　　　单位：小时

项目	≥15～25 岁	≥25～35 岁	≥35～45 岁	≥45～55 岁	≥55～65 岁	≥65～75 岁	≥75～85 岁	≥85 岁	合计
男性每日总静态行为时间	5.7	4.2	3.8	3.6	3.4	3.4	3.7	3.9	3.9
女性每日总静态行为时间	5.8	4.3	3.9	3.6	3.4	3.5	3.5	4.5	4.0
合计	5.7	4.2	3.9	3.6	3.4	3.5	3.6	4.2	4.0

2.3.5　女性危险因素

1）女性生育史

（1）样本情况：本次调查中，有生育史的女性有 10226 人，占调查女性总人数的76.8%，其中城市有 2941 人、农村有 7285 人。以≥45～55 岁年龄段有生育史女性占比最多，其次为≥35～45 年龄段与≥55～65 年龄段，城市与农村无明显差异。具体见表 51。

表 51　不同年龄、地区有生育史的女性构成

年龄段/岁	城市		农村		合计	
	样本数	构成比/%	样本数	构成比/%	样本数	构成比/%
≥15～25	40	1.4	89	1.2	129	1.3
≥25～35	393	13.4	1042	14.3	1435	14.0
≥35～45	568	19.3	1295	17.8	1863	18.2
≥45～55	644	21.9	1747	24.0	2391	23.4
≥55～65	559	19.0	1586	21.8	2145	21.0
≥65～75	537	18.3	1056	14.5	1593	15.6
≥75～85	172	5.8	382	5.2	554	5.4
≥85	28	1.0	88	1.2	116	1.1
合计	2941	100.0	7285	100.0	10226	100.0

（2）巨大儿生产史：本次调查有生育史女性（10226 人）中，124 人有巨大儿生产史，占有生育史女性的 1.2%，其中以≥35～45 岁年龄段最多，占有巨大儿生产史的37.9%，城市与农村无明显差异。具体见表 52。

表 52　不同年龄、地区有生育史女性中巨大儿生产史构成

年龄段/岁	城市		农村		合计	
	样本数	构成比/%	样本数	构成比/%	样本数	构成比/%
≥25～35	2	3.8	21	29.2	23	18.5
≥35～45	25	48.1	22	30.6	47	37.9
≥45～55	7	13.5	8	11.1	15	12.1
≥55～65	7	13.5	14	19.4	21	16.9
≥65～75	9	17.3	5	6.9	14	11.3
≥75～85	2	3.8	1	1.4	3	2.4
≥85	0	0.0	1	1.4	1	0.8
合计	52	100.0	72	100.0	124	100.0

（3）妊娠高血压史：本次调查有生育史女性（10226 人）中，119 人有妊娠高血压史，占有生育史女性的 1.2%，其中以≥35～45 岁年龄段最多，占妊娠高血压史的 31.9%，城市与农村无明显差异。具体见表 53。

表 53　不同年龄、地区有生育史女性中妊娠高血压史构成

年龄段/岁	城市		农村		合计	
	样本数	构成比/%	样本数	构成比/%	样本数	构成比/%
≥15～25	0	0.0	2	2.2	2	1.7
≥25～35	5	16.7	16	18.0	21	17.6
≥35～45	11	36.7	27	30.3	38	31.9
≥45～55	7	23.3	21	23.6	28	23.5
≥55～65	2	6.7	11	12.4	13	10.9
≥65～75	4	13.3	8	9.0	12	10.1
≥75～85	1	3.3	4	4.5	5	4.2
合计	30	100.0	89	100.0	119	100.0

（4）妊娠糖尿病史：本次调查有生育史女性（10226 人）中，58 人有妊娠糖尿病史，占有生育史女性的 0.57%，其中以≥25～35 岁及≥35～45 岁年龄段最多。具体见表 54。

表 54　不同年龄、地区有生育史女性中妊娠糖尿病史构成

年龄段/岁	城市		农村		合计	
	样本数	构成比/%	样本数	构成比/%	样本数	构成比/%
≥15～25	0	0.0	1	3.1	1	1.7
≥25～35	11	42.3	9	28.1	20	34.5
≥35～45	12	46.2	8	25.0	20	34.5

年龄段/岁	城市		农村		合计	
	样本数	构成比/%	样本数	构成比/%	样本数	构成比/%
≥45~55	2	7.7	3	9.4	5	8.6
≥55~65	0	0.0	5	15.6	5	8.6
≥65~75	1	3.8	4	12.5	5	8.6
≥75~85	0	0.0	2	6.3	2	3.4
合计	26	100.0	32	100.0	58	100.0

2)女性宫颈癌和乳腺癌筛查

(1)样本情况:本次调查中,女性有 13128 人,其中城市有 3963 人,农村有 9165 人。

(2)宫颈涂片检查或人乳头瘤病毒(HPV)检测情况:本次调查的女性中有 2559 人做过宫颈涂片检查或人乳头瘤病毒检测,占本次调查女性人数的 19.5%,其中城市有 704 人,占本次调查城市女性人数的 17.8%;农村有 1885 人,占本次调查农村女性人数的 20.6%。最近一次进行过宫颈涂片检查或人乳头瘤病毒检查的平均时间在 8.83 个月前。

(3)乳腺检查情况:本次调查的女性中有 2861 人做过乳腺检查,占女性人数的 21.8%,其中城市有 788 人,占本次调查城市女性人数的 19.9%;农村有 2073 人,占本次调查农村女性人数的 22.6%。最近一次进行过乳腺检查的平均时间在 8.76 个月前。

2.4 血压、血糖、血脂等情况

2.4.1 高血压及其控制情况

1)血压测量情况

(1)血压测量率:2023 年,宝鸡市 15 岁及以上居民血压测量率为 72.7%,其中男性、女性血压测量率分别为 71.8%和 73.7%。在年龄分布上,血压测量率随着年龄的增长而升高,见表 55。

表 55　宝鸡市 15 岁及以上居民分性别、年龄的血压测量情况

变量	样本量	测血压比率(n)	未测血压比率(n)
性别			
男性	13072	71.8%(9390)	28.2%(3682)
女性	13128	73.7%(9669)	26.3%(3459)
年龄段			
≥15~25 岁	3318	50.4%(1672)	49.6%(1646)
≥25~35 岁	4053	61.5%(2491)	38.5%(1562)
≥35~45 岁	4000	70.0%(2802)	30.0%(1198)

续表

变量	样本量	测血压比率(n)	未测血压比率(n)
≥45~55 岁	5105	76.5％(3907)	23.5％(1198)
≥55~65 岁	4723	81.8％(3864)	18.2％(859)
≥65~75 岁	3496	85.7％(2997)	14.3％(499)
≥75~85 岁	1232	88.1％(1085)	11.9％(147)
≥85 岁	273	88.3％(241)	11.7％(32)
合计	26200	72.7％(19059)	27.3％(7141)

2013 年和 2018 年监测数据显示,宝鸡市 15 岁及以上居民血压测量率分别为 63.5％和 59.6％。2018 年的血压测量率较 2013 年有所下降,2023 年的血压测量率较 2013 年和 2018 年有较大提升,见图 32。

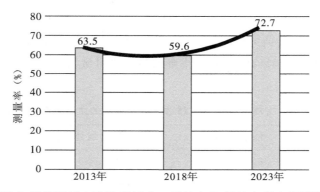

图 32 宝鸡市 15 岁及以上居民 2013 年、2018 年和 2023 年的血压测量情况比较

2023 年,宝鸡市 15 岁及以上居民按照文盲、小学、初中、高中/技校/中专、大专、大学本科和研究生及以上文化程度血压测量率依次为 84.3％、82.9％、73.7％、64.0％、63.7％、64.0％和 59.2％,整体上呈现文化程度越高,血压测量率越低的趋势,见表 56。

表 56 宝鸡市 15 岁及以上居民不同文化程度的血压测量情况

文化程度	样本量	测血压比率(n)	未测血压比率(n)
文盲	1550	84.3％(1306)	15.7％(244)
小学	5830	82.9％(4833)	17.1％(997)
初中	9201	73.7％(6777)	26.3％(2424)
高中/技校/中专	5147	64.0％(3293)	36.0％(1854)
大专	2792	63.7％(1778)	36.3％(1014)
大学本科	1604	64.0％(1027)	36.0％(577)
研究生及以上	76	59.2％(45)	40.8％(31)
合计	26200	72.7％(19059)	27.3％(7141)

将全市 12 个县/区划分为市辖区(渭滨区、金台区和陈仓区)、平原县(凤翔区、岐山县、眉县和扶风县)和山区县(麟游县、凤县、太白县、千阳县和陇县)三大类,三类地区 2023 年 15 岁及以上居民血压测量率分别为 65.6%、71.4% 和 81.5%。在地区分布中,血压测量率最高的为山区县,其次为平原县,再次为市辖区,见表 57。

表 57　宝鸡市 15 岁及以上居民分地区的血压测量情况

血压测量	样本量	市辖区测量率(n)	平原县测量率(n)	山区县测量率(n)
是	19059	65.6%(5115)	71.4%(7434)	81.5%(6510)
否	7141	34.4%(2687)	28.6%(2977)	18.5%(1477)

在三大类地区分布中,2013 年、2018 年和 2023 年市辖区血压测量率分别为 60.8%、63.6% 和 65.6%;2013 年、2018 年和 2023 年平原县血压测量率分别为 68.4%、52.8% 和 71.4%;2013 年、2018 年和 2023 年山区县血压测量率分别为 59.6%、61.8% 和 81.5%。具体见表 58。总体上,市辖区和山区县血压测量率呈现逐年升高趋势;平原县和山区县的 2023 年血压测量率明显高于 2013 年和 2018 年的监测数据,见图 33。

表 58　宝鸡市不同地区 15 岁及以上居民的血压测量率比较

年度	样本量	市辖区测量率(n)	平原县测量率(n)	山区县测量率(n)
2013 年	3156	60.8%(5115)	68.4%(1344)	59.6%(703)
2018 年	21811	63.6%(7389)	52.8%(5982)	61.8%(8440)
2023 年	19059	65.6%(5115)	71.4%(7434)	81.5%(6510)

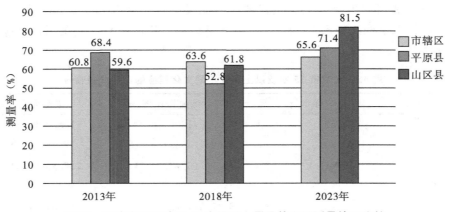

图 33　宝鸡市不同地区 15 岁及以上居民的血压测量情况比较

(2)血压测量频率:2023 年,在测量过血压的 19059 人中,调查前最近一次血压测量频次为 1 个月内、≥1~4 个月、≥4~7 个月、≥7~12 个月、≥12 个月及未测量的构成比分别为 58.6%、21.9%、11.0%、4.9%、3.4% 和 0.1%,血压测量频次以“1

个月内"测量为主。在年龄分布上，各年龄段血压测量频次差异不大，见表59。

表59　宝鸡市15岁及以上居民的血压测量频次构成比

年龄段/岁	样本量	1个月内	≥1～4个月	≥4～7个月	≥7～12个月	≥12个月	未测量过
≥15～25	1672	55.0%	14.1%	13.5%	8.3%	8.8%	0.3%
≥25～35	2491	48.5%	21.2%	14.7%	8.4%	6.9%	0.2%
≥35～45	2802	49.8%	23.6%	14.5%	7.5%	4.2%	0.4%
≥45～55	3907	57.4%	24.4%	10.5%	4.7%	2.9%	0.1%
≥55～65	3864	62.9%	23.4%	8.6%	3.1%	1.9%	0.0%
≥65～75	2997	68.4%	20.8%	8.2%	1.8%	0.7%	0.1%
≥75～85	1085	70.2%	19.4%	8.0%	1.8%	0.5%	0.0%
≥85	241	68.0%	24.1%	6.2%	1.2%	0.4%	0.0%
合计	19059	58.6%	21.9%	11.0%	4.9%	3.4%	0.1%

2013年调查显示，血压测量频次为1个月内、≥1～4个月、≥4～7个月、≥7～12个月、≥12个月的构成比分别为44.1%、20.4%、14.5%、10.2%和10.6%；2018年调查显示，血压测量频次为1个月内、≥1～4个月、≥4～7个月、≥7～12个月、12个月的构成比分别为48.1%、25.1%、13.2%、7.9%和5.7%。具体见表60。

表60　宝鸡市15岁及以上居民的血压测量频次构成比比较

年度	样本量	1个月内	≥1～4个月	≥4～7个月	≥7～12个月	≥12个月
2013年	3156	44.4%	20.4%	14.5%	10.2%	10.6%
2018年	21811	48.1%	25.1%	13.2%	7.9%	5.7%
2023年	19031	58.6%	21.9%	11.0%	4.9%	3.4%

从图34可以看出，2013年、2018年和2023年血压测量频次均以"1个月内"测量为主，随着时间推移，"1个月内"测量血压频次构成比呈现逐年升高态势；"≥1～4个月""≥4～7个月""≥7～12个月"和"≥12个月"测量血压频次构成比均呈现逐年下降态势。

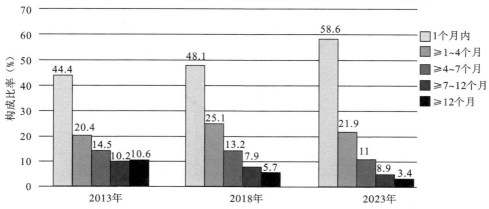

图34　宝鸡市15岁及以上居民2013年、2018年和2023年的血压测量构成比情况

2)高血压患病情况

(1)高血压患病率:2023年,宝鸡市15岁及以上居民高血压患病率为21.8%,其中男性、女性患病率分别为21.7%和21.8%。在年龄分布上,高血压患病率随着年龄的增长而升高,见表61。

表 61 宝鸡市 15 岁及以上居民分性别、年龄的高血压患病率

变量	样本量	患病率(n)	非患病率(n)
性别			
男性	13072	21.7%(2837)	78.3%(10235)
女性	13128	21.8%(2836)	78.2%(10265)
年龄段			
≥15～25 岁	3318	1.9%(62)	98.1%(3256)
≥25～35 岁	4053	3.8%(156)	96.2%(3897)
≥35～45 岁	4000	8.2%(327)	91.8%(3673)
≥45～55 岁	5105	19.5%(998)	80.5%(4107)
≥55～65 岁	4723	33.7%(1591)	66.3%(3132)
≥65～75 岁	3496	49.3%(1723)	50.7%(1773)
≥75～85 岁	1232	56.2%(692)	43.8%(540)
≥85 岁	273	55.3%(151)	44.7%(122)
合计	26200	21.8%(5700)	78.2%(20500)

2013年和2018年的监测数据显示,宝鸡市15岁及以上居民高血压患病率分别为20.7%和19.0%。2018年的高血压患病率较2013年的有所下降,2023年的高血压患病率较2013年和2018年的均有提高,见图35。

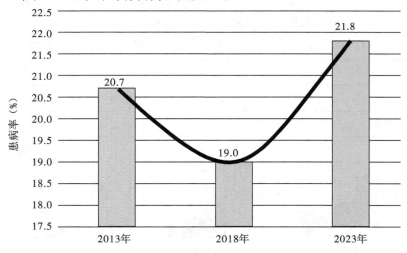

图 35 宝鸡市 15 岁及以上居民 2013 年、2018 年和 2023 年的高血压患病率比较

2023 年，宝鸡市 15 岁及以上居民按照文盲、小学、初中、高中/技校/中专、大专、大学本科和研究生及以上文化程度高血压患病率依次为 53.9%、35.7%、20.9%、11.5%、7.0%、4.2% 和 3.9%。整体上呈现文化程度越高，高血压患病率越低的趋势，见表 62。

表 62　宝鸡市 15 岁及以上居民不同文化程度的高血压患病情况

文化程度	样本量	患病率(n)	非患病率(n)
文盲	1550	53.9%（835）	46.1%（715）
小学	5830	35.7%（2083）	64.3%（3747）
初中	9201	20.9%（1925）	79.1%（7276）
高中/技校/中专	5147	11.5%（590）	88.5%（4557）
大专	2792	7.0%（196）	93.0%（2596）
大学本科	1604	4.2%（68）	95.8%（1536）
研究生及以上	76	3.9%（3）	96.1%（73）
合计	26200	21.8%（5700）	78.2%（20500）

2023 年，宝鸡市 15 岁及以上居民按地区划分，市辖区、平原县和山区县高血压患病率分别为 21.0%、23.2% 和 20.5%。在地区分布中，高血压患病率最高的为平原县，其次为市辖区，再次为山区县，见表 63。

表 63　宝鸡市 15 岁及以上居民分地区的高血压患病情况

高血压	样本量	市辖区患病率(n)	平原县患病率(n)	山区县患病率(n)
是	5700	21.0%（1642）	23.2%（2418）	20.5%（1640）
否	20500	79.0%（6160）	76.8%（7993）	79.5%（6347）

在三大类地区分布中，2013 年、2018 年和 2023 年市辖区高血压患病率分别为 15.3%、13.7% 和 21.0%；2013 年、2018 年和 2023 年平原县高血压患病率分别为 22.6%、29.7% 和 23.2%；2013 年、2018 年和 2023 年山区县高血压患病率分别为 25.9%、14.5% 和 20.5%。具体见表 64。总体上，市辖区 2023 年高血压患病率最高，2018 年高血压患病率最低；平原县 2018 年高血压患病率最高，2013 年患病率最低；山区县 2013 年高血压患病率最高，2018 年患病率最低。具体见图 36。

表 64　宝鸡市不同地区 15 岁及以上居民的高血压患病率比较

年度	样本量	市辖区患病率(n)	平原县患病率(n)	山区县患病率(n)
2013 年	1027	15.3%（279）	22.6%（443）	25.9%（305）
2018 年	6938	13.7%（1591）	29.7%（3370）	14.5%（1977）
2023 年	5700	21.0%（1642）	23.2%（2418）	20.5%（1640）

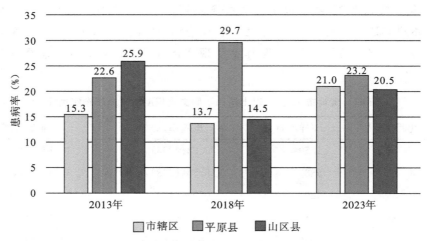

图 36　宝鸡市不同地区 15 岁及以上居民的高血压患病率比较

（2）高血压知晓率：2023 年，在患高血压的 5700 名患者中，在调查前知晓自身血压情况的有 5470 人，高血压知晓率为 96.0％，其中男性和女性知晓率分别为 95.7％和 96.3％。在年龄分布中，各年龄段知晓率差异不大，见表 65。

表 65　宝鸡市 15 岁及以上居民分性别、年龄的高血压知晓率

变量	样本量	知晓率(n)	不知晓率(n)
性别			
男性	2837	95.7％(2714)	4.3％(123)
女性	2863	96.3％(2756)	3.7％(107)
年龄段			
≥15～25 岁	62	80.6％(50)	19.4％(12)
≥25～35 岁	156	89.1％(139)	10.9％(17)
≥35～45 岁	327	94.2％(308)	5.8％(19)
≥45～55 岁	998	96.9％(967)	3.1％(31)
≥55～65 岁	1591	96.2％(1531)	3.8％(60)
≥65～75 岁	1723	96.6％(1665)	3.4％(58)
≥75～85 岁	692	95.8％(663)	4.2％(29)
≥85 岁	151	97.4％(147)	2.6％(4)
合计	5700	96.0％(5470)	4.0％(230)

2023 年，在患高血压的 5700 名患者中，按照文盲、小学、初中、高中/技校/中专、大专、大学本科和研究生及以上文化程度的高血压知晓率依次为 95.0％、95.9％、96.8％、95.8％、93.9％、95.6％和 66.7％，见表 66。

表 66　宝鸡市 15 岁及以上居民不同文化程度的高血压知晓情况

文化程度	样本量	知晓率(n)	不知晓率(n)
文盲	835	95.0%(793)	5.0%(42)
小学	2083	95.9%(1998)	4.1%(85)
初中	1925	96.8%(1863)	3.2%(62)
高中/技校/中专	590	95.8%(565)	4.2%(25)
大专	196	93.9%(184)	6.1%(12)
大学本科	68	95.6%(65)	4.4%(3)
研究生及以上	3	66.7%(2)	33.3%(1)
合计	5700	96.0%(5470)	4.0%(230)

2023 年，在患高血压的 5700 名患者中，按地区分布，市辖区、平原县和山区县的高血压知晓率分别为 94.6%、96.7% 和 96.2%。高血压知晓率在地区分布中差异不大，见表 67。

表 67　宝鸡市 15 岁及以上居民分地区的高血压知晓情况

高血压	样本量	市辖区(n)	平原县(n)	山区县(n)
知晓率	5470	94.6%(1554)	96.7%(2339)	96.2%(1577)
不知晓率	230	5.4%(88)	3.3%(79)	3.8%(63)

（3）高血压治疗率：按总患病情况计算，2023 年，在患高血压的 5700 名患者中，近 2 周内服用了降压药物的患者有 3827 名，药物治疗率为 67.1%，其中男性和女性药物治疗率分别为 66.9% 和 67.4%；在年龄分布中，药物治疗率随年龄增大而升高，见表 68。

表 68　宝鸡市 15 岁及以上居民分性别、年龄的高血压患者治疗率

变量	样本量	治疗率(n)	未治疗率(n)
性别			
男性	2837	66.9%(1898)	33.1%(939)
女性	2863	67.4%(1929)	32.6%(934)
年龄段			
≥15～25 岁	62	6.5%(4)	93.5%(58)
≥25～35 岁	156	16.7%(26)	83.3%(130)
≥35～45 岁	327	41.0%(134)	59.0%(193)
≥45～55 岁	998	60.3%(602)	39.7%(396)
≥55～65 岁	1591	69.2%(1101)	30.8%(490)

变量	样本量	治疗率(n)	未治疗率(n)
≥65~75 岁	1723	77.0%(1327)	23.0%(396)
≥75~85 岁	692	74.4%(515)	25.6%(177)
≥85 岁	151	78.1%(118)	21.9%(33)
合计	5700	67.1%(3827)	32.9%(1498)

2023 年，在患高血压的 5700 名患者中，按照文盲、小学、初中、高中/技校/中专、大专、大学本科和研究生及以上文化程度的高血压治疗率依次为 69.8%、71.9%、64.9%、62.4%、48.0%、52.9%和 0.0%，小学文化程度的高血压患者治疗率最高，研究生及以上文化程度的高血压患者治疗率最低，见表 69。

表 69　宝鸡市 15 岁及以上居民不同文化程度的高血压患者治疗情况

文化程度	样本量	治疗率(n)	未治疗率(n)
文盲	835	69.8%(583)	30.2%(252)
小学	2083	71.9%(1497)	28.1%(586)
初中	1925	64.9%(1249)	35.1%(676)
高中/技校/中专	590	62.4%(368)	37.6%(222)
大专	196	48.0%(94)	52.0%(102)
大学本科	68	52.9%(36)	47.1%(32)
研究生及以上	3	0.0%(0)	100.0%(3)
合计	5700	67.1%(3827)	32.9%(1873)

2023 年，在患高血压的 5700 名患者中，按地区分布，市辖区、平原县和山区县高血压治疗率分别为 60.2%、66.9%和 74.5%；高血压治疗率以山区县最高，其次为平原县和市辖区，见表 70。

表 70　宝鸡市 15 岁及以上居民分地区的高血压患者治疗情况

高血压	样本量	市辖区(n)	平原县(n)	山区县(n)
治疗率	3827	60.2%(988)	66.9%(1617)	74.5%(1222)
未治疗率	1873	39.8%(654)	33.1%(801)	25.5%(418)

（4）高血压控制率：2023 年，在近 2 周内服用了降压药物的 3827 名高血压患者中，血压控制达标的有 2067 人，血压控制率为 54.0%，其中男性和女性控制率分别为 53.3%和 54.7%；在年龄分布中，除≥15~25 岁年龄段控制率较高外，其他年龄段控制率差异不大，见表 71。

表 71　宝鸡市 15 岁及以上居民分性别、年龄的高血压控制率

变量	样本量	控制率(n)	未控制率(n)
性别			
男性	1898	53.3%(1012)	46.7%(886)
女性	1929	54.7%(1055)	45.3%(874)
年龄段			
≥15～25 岁	4	75.0%(3)	25.0%(1)
≥25～35 岁	26	65.4%(17)	34.6%(9)
≥35～45 岁	134	56.7%(76)	43.3%(58)
≥45～55 岁	602	58.6%(353)	41.4%(249)
≥55～65 岁	1101	56.5%(622)	43.5%(479)
≥65～75 岁	1327	50.9%(675)	49.1%(652)
≥75～85 岁	515	50.5%(260)	49.5%(255)
≥85 岁	118	51.7%(61)	48.3%(57)
合计	3827	54.0%(2067)	46.0%(1760)

2023 年，在近 2 周内服用了降压药物的 3827 名高血压患者中，按照文盲、小学、初中、高中/技校/中专、大专、大学本科和研究生及以上文化程度的高血压控制率依次为 45.8%、51.3%、56.7%、65.2%、66.0%、61.1% 和 0.0%，大专文化程度的患者控制率最高，文盲文化程度的患者血压控制率最低，见表 72。

表 72　宝鸡市 15 岁及以上居民不同文化程度的高血压控制情况

文化程度	样本量	控制率(n)	未控制率(n)
文盲	583	45.8%(267)	54.2%(316)
小学	1497	51.3%(768)	48.7%(729)
初中	1249	56.7%(708)	43.3%(541)
高中/技校/中专	368	65.2%(240)	34.8%(128)
大专	94	66.0%(62)	34.0%(32)
大学本科	36	61.1%(22)	38.9%(14)
研究生及以上	0	0.0%(0)	0.0%(0)
合计	3827	54.0%(2067)	46.0%(1760)

2023 年，在近 2 周内服用了降压药物的 3827 名高血压患者中，按地区分布，市辖区、平原县和山区县高血压控制率分别为 56.3%、50.0% 和 57.5%。高血压控制率在地区分布中差异不大。具体见表 73。

表 73　宝鸡市 15 岁及以上居民分地区的高血压控制情况

高血压	样本量	市辖区(n)	平原县(n)	山区县(n)
控制率	2067	56.3%(556)	50.0%(808)	57.5%(703)
未控制率	1760	43.7%(432)	50.0%(809)	42.5%(519)

（5）纳入国家基本公共卫生服务项目情况：按总患病情况计算，2023 年，在 5482 名 35 岁以上高血压患者中，参加国家基本公共卫生服务高血压患者健康管理项目的有 3720 人，参与率为 67.9%，其中男性和女性参与率分别为 68.7% 和 67.0%。高血压患者规范管理率为 30.7%。

2.4.2　糖尿病及其控制情况

1）血糖测量情况

（1）血糖测量率：2023 年，宝鸡市 15 岁及以上居民血糖测量率为 53.8%，其中男性、女性血糖测量率分别为 52.9% 和 54.7%。在年龄分布上，血糖测量率随着年龄的增长而升高，见表 74。

表 74　宝鸡市 15 岁及以上居民的血糖测量情况

变量	样本量	测血糖率(n)	未测血糖率(n)
性别			
男性	13072	52.9%(6921)	47.1%(6151)
女性	13128	54.7%(7177)	45.3%(5951)
年龄段			
≥15~25 岁	3318	34.8%(1155)	65.2%(2163)
≥25~35 岁	4053	44.1%(1789)	55.9%(2264)
≥35~45 岁	4000	49.4%(1974)	50.6%(2026)
≥45~55 岁	5105	54.9%(2805)	45.1%(2300)
≥55~65 岁	4723	60.2%(2843)	39.8%(1880)
≥65~75 岁	3496	69.5%(2430)	30.5%(1066)
≥75~85 岁	1232	72.6%(895)	27.4%(337)
≥85 岁	273	75.8%(207)	24.2%(66)
合计	26200	53.8%(14098)	46.2%(12102)

2013 年和 2018 年监测数据显示，宝鸡市 15 岁及以上居民血糖测量率分别为 21.7% 和 28.9%。2013 年、2018 年和 2023 年血糖测量率呈逐年上升趋势，2023 年血糖测量率上升幅度较大，见图 37。

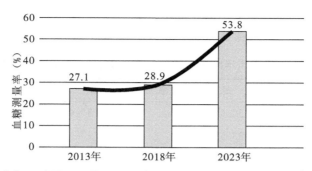

图 37 宝鸡市 15 岁及以上居民 2013 年、2018 年和 2023 年的血糖测量情况比较

2023 年，宝鸡市 15 岁及以上居民按照文盲、小学、初中、高中/技校/中专、大专、大学本科和研究生及以上文化程度的血糖测量率依次为 65.7%、63.1%、53.0%、46.0%、47.0%、50.3% 和 44.7%，整体上呈现文化程度越高，血糖测量率越低的趋势，见表 75。

表 75 宝鸡市 15 岁及以上居民不同文化程度的血糖测量情况

文化程度	样本量	测血糖率(n)	未测血糖率(n)
文盲	1550	65.7%（1019）	34.3%（531）
小学	5830	63.1%（3678）	36.9%（2152）
初中	9201	53.0%（4878）	47.0%（4323）
高中/技校/中专	5147	46.0%（2369）	54.0%（2778）
大专	2792	47.0%（1313）	53.0%（1479）
大学本科	1604	50.3%（807）	49.7%（797）
研究生及以上	76	44.7%（34）	55.3%（42）
合计	26200	53.8%（14098）	46.2%（12102）

根据地理位置，将宝鸡市划分为 3 类地区，市辖区、平原县和山区县 2023 年 15 岁及以上居民血糖测量率分别为 47.6%、52.2% 和 62.1%。在地区分布中，血糖测量率最高的为山区县，其次为平原县，再次为市辖区，见表 76。

表 76 宝鸡市 15 岁及以上居民分地区的血糖测量情况

血糖测量	样本量	市辖区(n)	平原县(n)	山区县(n)
是	14098	47.6%（3710）	52.2%（5431）	62.1%（4957）
否	12102	52.4%（4092）	47.8%（4980）	37.9%（3030）

在 3 类地区分布中，2013 年、2018 年和 2023 年市辖区的血糖测量率分别为 20.5%、38.6% 和 47.6%；2013 年、2018 年和 2023 年平原县的血糖测量率分别为 26.3%、26.1% 和 52.2%；2013 年、2018 年和 2023 年山区县的血糖测量率分别为 15.9%、22.9% 和 62.1%。具体见表 77。总体上，市辖区和山区县的血糖测量率呈现

逐年升高趋势，尤以 2023 年上升最为明显；平原县 2023 年血糖测量率明显高于 2013 年和 2018 年的监测数据。具体见图 38。

表 77　宝鸡市不同地区 15 岁及以上居民的血糖测量率比较

年度	样本量	市辖区测量率(n)	平原县测量率(n)	山区县测量率(n)
2013 年	1079	20.5%(375)	26.3%(516)	15.9%(188)
2018 年	10578	38.6%(4483)	26.1%(2962)	22.9%(3133)
2023 年	14098	47.6%(3710)	52.2%(5431)	62.1%(4957)

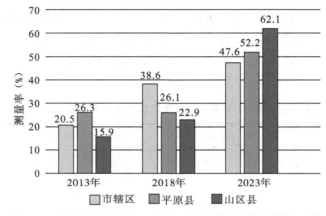

图 38　宝鸡市不同地区 15 岁及以上居民的血糖测量率比较

（2）血糖测量频率：2023 年，在测量过血糖的 14098 人中，调查前最近一次血糖测量频次为 1 个月内、≥1～7 个月、≥7～12 个月、≥12 个月及未测量的构成比分别为 56.1%、27.5%、10.1%、5.9% 和 0.3%。血糖测量频次以"1 个月内"测量为主，在年龄分布上，各年龄段血糖测量频次差异不大，见表 78。

表 78　宝鸡市 15 岁及以上居民的血糖测量频次构成比

年龄段	样本量	1 个月内	≥1～7 个月	≥7～12 个月	≥12 个月	未测量过
≥15～25 岁	1155	65.3%	16.0%	8.7%	9.3%	0.7%
≥25～35 岁	1789	51.1%	25.4%	11.7%	11.5%	0.3%
≥35～45 岁	1974	52.4%	26.1%	12.5%	8.3%	0.7%
≥45～55 岁	2805	55.7%	27.6%	10.7%	5.7%	0.3%
≥55～65 岁	2843	58.1%	28.3%	9.0%	4.3%	0.2%
≥65～75 岁	2430	56.8%	32.1%	9.2%	1.9%	0.1%
≥75～85 岁	895	56.2%	32.6%	8.6%	2.5%	0.1%
≥85 岁	207	51.7%	33.8%	9.2%	5.3%	0.0%
合计	14098	56.1%	27.5%	10.1%	5.9%	0.3%

2013 年调查显示，血糖测量频次为 1 个月内、≥1～7 个月、≥7～12 个月、≥12 个月及未测量的构成比分别为 37.1％、28.5％、15.6％、17.8％和 1.0％；2018 年调查显示，血糖测量频次为 1 个月内、≥1～7 个月、≥7～12 个月、≥12 个月及未测量的构成比分别为 42.7％、31.5％、10.8％、14.9％和 0.0％，见表 79。

表 79　宝鸡市 15 岁及以上居民的血糖测量频次构成比

年度	样本量	1 个月内	≥1～7 个月	≥7～12 个月	≥12 个月	未测量过
2013 年	1079	37.1％	28.5％	15.6％	17.8％	1.0％
2018 年	10578	42.7％	31.5％	10.8％	14.9％	0.0％
2023 年	14098	56.1％	27.5％	10.1％	5.9％	0.3％

从图 39 可以看出，2013 年、2018 年和 2023 年血糖测量频次均以"1 个月内"测量为主，随着时间推移，"1 个月内"测量血糖频次构成比呈现逐年升高态势；"≥1～7 个月"测量血糖频次构成比年度内差异不大；"≥7～12 个月"和"≥12 个月"测量血糖频次构成比均呈现逐年下降态势。

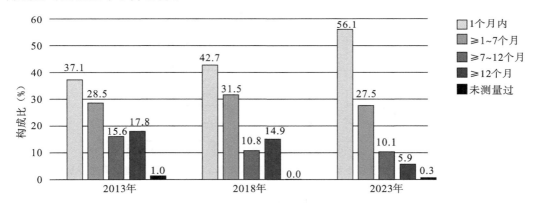

图 39　宝鸡市 15 岁及以上居民 2013 年、2018 年和 2023 年的血糖测量构成比情况

2）初筛血糖异常情况

（1）初筛血糖异常率：2023 年，宝鸡市 15 岁及以上居民初筛血糖异常率为 14.1％，其中男性、女性初筛血糖异常率分别为 13.3％和 15.0％；在年龄分布上，初筛血糖异常率随着年龄的增长而升高，见表 80。

表 80　宝鸡市 15 岁及以上居民分性别、年龄的初筛血糖异常率

变量	样本量	初筛血糖异常率（n）	初筛血糖正常率（n）
性别			
男性	13072	13.3％（1743）	86.7％（11329）
女性	13128	15.0％（1964）	85.0％（11164）
年龄段			
≥15～25 岁	3318	4.2％（140）	95.8％（3178）

续表

变量	样本量	初筛血糖异常率（n）	初筛血糖正常率（n）
≥25～35 岁	4053	6.0％(243)	94.0％(3810)
≥35～45 岁	4000	9.4％(378)	90.6％(3622)
≥45～55 岁	5105	13.8％(705)	86.2％(4400)
≥55～65 岁	4723	19.8％(933)	80.2％(3798)
≥65～75 岁	3496	26.0％(908)	74.0％(2588)
≥75～85 岁	1232	27.2％(335)	72.8％(897)
≥85 岁	273	23.8％(65)	76.2％(208)
合计	26200	14.1％(3707)	85.9％(22493)

2013 年和 2018 年的监测数据显示，宝鸡市 15 岁及以上居民初筛血糖异常率分别为 11.7％和 13.0％。2018 年的初筛血糖异常率较 2013 年的有所上升，2023 年的初筛血糖异常率较 2013 年和 2018 年的均有小幅上升。具体见图 40。

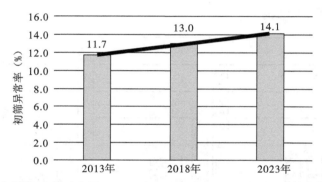

图 40 宝鸡市 15 岁及以上居民 2013 年、2018 年和 2023 年的初筛血糖异常率比较

2023 年，宝鸡市 15 岁及以上居民按照文盲、小学、初中、高中/技校/中专、大专、大学本科和研究生及以上文化程度的初筛血糖异常率依次为 25.7％、20.0％、14.3％、10.3％、7.8％、4.7％和 1.3％；整体上呈现文化程度越高，初筛血糖异常率越低的趋势。具体见表 81。

表 81 宝鸡市 15 岁及以上居民不同文化程度的初筛血糖异常情况

文化程度	样本量	初筛异常率（n）	初筛正常率（n）
文盲	1550	25.7％(398)	74.3％(1152)
小学	5830	20.0％(1166)	80.0％(4664)
初中	9201	14.3％(1320)	85.7％(7881)
高中/技校/中专	5147	10.3％(530)	89.7％(4617)
大专	2792	7.8％(217)	92.2％(2575)
大学本科	1604	4.7％(75)	95.3％(1529)
研究生及以上	76	1.3％(1)	98.7％(75)
合计	26200	14.1％(3707)	85.9％(22493)

2023 年，宝鸡市 15 岁及以上居民按地区划分，市辖区、平原县和山区县的初筛血糖异常率分别为 17.6％、14.2％和 10.6％；在地区分布中，初筛血糖异常率最高的为市辖区，其次为平原县，再次为山区县。具体见表 82。

表 82 宝鸡市 15 岁及以上居民分地区的初筛血糖异常情况

初筛血糖	样本量	市辖区(n)	平原县(n)	山区县(n)
异常	3707	17.6％(1375)	14.2％(1483)	10.6％(849)
正常	22493	82.4％(6427)	85.8％(8928)	89.4％(7138)

在 3 类地区分布中，2013 年、2018 年和 2023 年市辖区的初筛血糖异常率分别为 10.4％、13.5％和 17.6％；2013 年、2018 年和 2023 年平原县的初筛血糖异常率分别为 9.1％、10.9％和 14.2％；2013 年、2018 年和 2023 年山区县的初筛血糖异常率分别为 18.2％、14.4％和 10.6％。总体上，市辖区和平原县的初筛血糖异常率呈现逐年升高态势，见表 83；山区县的初筛血糖异常率呈现逐年下降态势，见图 41。

表 83 宝鸡市不同地区 15 岁及以上居民的初筛血糖异常率比较

年度	样本量	市辖区异常率(n)	平原县异常率(n)	山区县异常率(n)
2013 年	583	10.4％(190)	9.1％(178)	18.2％(215)
2018 年	4776	13.5％(1571)	10.9％(1237)	14.4％(1968)
2023 年	3707	17.6％(1375)	14.2％(1483)	10.6％(849)

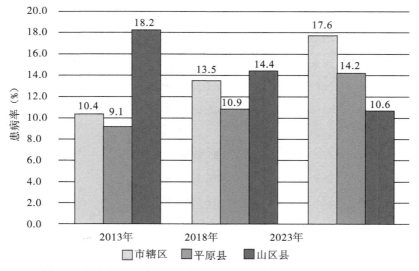

图 41 宝鸡市不同地区 15 岁及以上居民的初筛血糖异常率比较

(2)初筛血糖异常知晓率：2023 年，在初筛血糖异常的 3707 名患者中，在调查前知晓自身血糖情况的有 3183 人，血糖知晓率为 85.9％，其中男性和女性的知晓率分别为 86.0％和 85.7％；在年龄分布中，知晓率随年龄的增大而升高，见表 84。

表 84　宝鸡市 15 岁及以上居民分性别、年龄的血糖知晓率

变量	样本量	知晓率(n)	不知晓率(n)
性别			
男性	1743	86.0％(1499)	14.0％(244)
女性	1964	85.7％(1684)	14.3％(280)
年龄段			
≥15～25 岁	140	77.9％(109)	22.1％(31)
≥25～35 岁	243	83.1％(202)	16.9％(41)
≥35～45 岁	378	84.7％(320)	15.3％(58)
≥45～55 岁	705	85.4％(602)	14.6％(103)
≥55～65 岁	933	84.9％(792)	15.1％(141)
≥65～75 岁	908	88.0％(799)	12.0％(109)
≥75～85 岁	335	89.3％(299)	10.7％(36)
≥85 岁	65	92.3％(60)	7.7％(5)
合计	3707	85.9％(3183)	14.1％(524)

2023 年，在初筛血糖异常的 3707 名患者中，按照文盲、小学、初中、高中/技校/中专、大专、大学本科和研究生及以上文化程度的血糖知晓率依次为 83.7％、85.2％、86.7％、85.8％、87.1％、89.3％和 100.0％；整体上呈现文化程度越高，血糖知晓率越高的趋势。具体见表 85。

表 85　宝鸡市 15 岁及以上居民不同文化程度的血糖知晓情况

文化程度	样本量	知晓率(n)	不知晓率(n)
文盲	398	83.7％(333)	16.3％(65)
小学	1166	85.2％(993)	14.8％(173)
初中	1320	86.7％(1145)	13.3％(175)
高中/技校/中专	530	85.8％(455)	14.2％(75)
大专	217	87.1％(189)	12.9％(28)
大学本科	75	89.3％(67)	10.7％(8)
研究生及以上	1	100.0％(1)	0.0％(0)
合计	3707	85.9％(3183)	14.1％(524)

2023 年，在初筛血糖异常的 3707 名患者中，按地区分布，市辖区、平原县和山区县的血糖知晓率分别为 84.1％、88.4％和 84.2％；血糖知晓率在地区分布中差异不大。具体见表 86。

表 86 宝鸡市 15 岁及以上居民分地区的血糖知晓情况

血糖	样本量	市辖区(n)	平原县(n)	山区县(n)
知晓	3183	84.1%(1157)	88.4%(1311)	84.2%(715)
不知晓	524	15.9%(218)	11.6%(172)	15.8%(134)

(3)糖尿病治疗率：按总患病情况计算，2023 年，在初筛血糖异常的 3707 名患者中，采用了降糖措施（生活方式干预和/或药物治疗）的患者为 924 名，药物治疗率为 24.9%，其中男性和女性的治疗率分别为 26.4% 和 23.6%；在年龄分布中，总体上治疗率随年龄增大而升高。具体见表 87。

表 87 宝鸡市 15 岁及以上居民分性别、年龄的初筛血糖异常治疗率

变量	样本量	治疗率(n)	未治疗率(n)
性别			
男性	1743	26.4%(461)	73.6%(1282)
女性	1964	23.6%(463)	76.4%(1501)
年龄段			
≥15~25 岁	140	5.7%(8)	94.3%(132)
≥25~35 岁	243	12.8%(31)	87.2%(212)
≥35~45 岁	378	14.6%(55)	85.4%(323)
≥45~55 岁	705	20.7%(146)	79.3%(559)
≥55~65 岁	933	27.3%(255)	72.7%(678)
≥65~75 岁	908	33.9%(308)	66.1%(600)
≥75~85 岁	335	31.0%(104)	69.0%(231)
≥85 岁	65	26.2%(17)	73.8%(48)
合计	3707	24.9%(924)	75.1%(2783)

2023 年，在初筛血糖异常的 3707 名患者中，按照文盲、小学、初中、高中/技校/中专、大专、大学本科和研究生及以上文化程度的初筛血糖异常治疗率依次为 30.4%、25.0%、23.6%、25.8%、22.6%、17.3% 和 0.0%。具体见表 88。

表 88 宝鸡市 15 岁及以上居民不同文化程度的初筛血糖异常治疗情况

文化程度	样本量	治疗率(n)	未治疗率(n)
文盲	398	30.4%(121)	69.6%(277)
小学	1166	25.0%(292)	75.0%(874)
初中	1320	23.6%(312)	76.4%(1008)
高中/技校/中专	530	25.8%(137)	74.2%(393)

文化程度	样本量	治疗率(n)	未治疗率(n)
大专	217	22.6%(49)	77.4%(168)
大学本科	75	17.3%(13)	82.7%(62)
研究生及以上	1	0.0%(0)	100.0%(1)
合计	3707	24.9%(924)	75.1%(2783)

2023 年，在初筛血糖异常的 3707 名患者中，按地区分布，市辖区、平原县和山区县的初筛血糖异常治疗率分别为 24.7%、24.3% 和 26.4%；初筛血糖异常治疗率在 3 类地区差异较小。具体见表89。

表89 宝鸡市 15 岁及以上居民分地区的初筛血糖异常治疗情况

初筛血糖异常	样本量	市辖区(n)	平原县(n)	山区县(n)
治疗	924	24.7%(339)	24.3%(361)	26.4%(224)
未治疗	2783	75.3%(1036)	75.7%(1122)	73.6%(625)

(4)血糖控制率：2023 年，在采用了降糖措施(生活方式干预和/或药物治疗)的 924 名患者中，血糖控制达标的为 559 人，血糖控制率为 60.5%，其中男性和女性控制率分别为 56.4% 和 64.6%；在年龄分布中，"≥15~25 岁"年龄段控制率最高，"≥75~85 岁"年龄段控制率最低，其他年龄段控制率相近。具体见表90。

表90 宝鸡市 15 岁及以上居民分性别、年龄的血糖控制率

变量	样本量	控制率(n)	未控制率(n)
性别			
男性	461	56.4%(260)	43.6%(201)
女性	463	64.6%(299)	35.4%(164)
年龄段			
≥15~25 岁	8	100.0%(8)	0.0%(0)
≥25~35 岁	31	90.3%(28)	9.7%(3)
≥35~45 岁	55	56.4%(31)	43.6%(24)
≥45~55 岁	146	61.0%(89)	39.0%(57)
≥55~65 岁	255	60.8%(155)	39.2%(100)
≥65~75 岁	308	59.7%(184)	40.3%(124)
≥75~85 岁	104	51.0%(53)	49.0%(51)
≥85 岁	17	64.7%(11)	35.3%(6)
合计	924	60.5%(559)	39.5%(365)

2023 年，在采用了降糖措施(生活方式干预和/或药物治疗)的 924 名患者中，按照文盲、小学、初中、高中/技校/中专、大专、大学本科和研究生及以上文化程度的血糖控制率依次为 67.8%、61.0%、61.2%、53.3%、57.1%、53.8% 和 0.0%；在文化程度分布中，血糖控制率随着文化程度的增高而降低。具体见表 91。

表 91　宝鸡市 15 岁及以上居民不同文化程度的血糖控制情况

文化程度	样本量	控制率(n)	未控制率(n)
文盲	121	67.8%(82)	32.2%(39)
小学	292	61.0%(178)	39.0%(114)
初中	312	61.2%(191)	38.8%(121)
高中/技校/中专	137	53.3%(73)	46.7%(64)
大专	49	57.1%(28)	42.9%(21)
大学本科	13	53.8%(7)	46.2%(6)
研究生及以上	0	0.0%(0)	0.0%(0)
合计	924	60.5%(559)	39.5%(365)

2023 年，在采用了降糖措施(生活方式干预和/或药物治疗)的 924 名患者中，按地区分布，市辖区、平原县和山区县的血糖控制率分别为 50.7%、62.9% 和 71.4%；山区县的血糖控制率最高，其次为平原县，再次为市辖区。具体见表 92。

表 92　宝鸡市 15 岁及以上居民分地区的血糖控制情况

血糖	样本量	市辖区(n)	平原县(n)	山区县(n)
控制	559	50.7%(172)	62.9%(227)	71.4%(160)
未控制	365	49.3%(167)	37.1%(134)	28.6%(64)

(5)纳入国家基本公共卫生服务项目情况：按总患病情况计算，2023 年，在 3324 名 35 岁以上初筛血糖异常者中，参加国家基本公共卫生服务糖尿病患者健康管理项目的有 798 人，参与率为 24.0%，其中男性和女性的参与率分别为 25.5% 和 22.7%；糖尿病患者的规范管理率为 30.8%。

2.4.3　慢阻肺知晓率

2023 年，自报经医疗机构诊断的患有慢阻肺的 325 名 15 岁及以上患者中，知晓自身患病情况的有 92 人，慢阻肺知晓率为 28.3%，其中男性和女性的知晓率分别为 37.0% 和 19.4%；在年龄分布中，慢阻肺知晓率在 35 岁及以上人群中差异较小，见表 93。

表 93 宝鸡市 15 岁及以上居民分性别、年龄的慢阻肺知晓率

变量	样本量	知晓率(n)	不知晓率(n)
性别			
男性	165	37.0%(61)	63.0%(104)
女性	160	19.4%(31)	80.6%(129)
年龄段			
≥15～25 岁	1	0.0%(0)	100.0%(1)
≥25～35 岁	6	16.7%(1)	83.3%(5)
≥35～45 岁	10	40.0%(4)	60.0%(6)
≥45～55 岁	50	18.0%(9)	82.0%(41)
≥55～65 岁	72	30.6%(22)	69.4%(50)
≥65～75 岁	112	30.4%(34)	69.6%(78)
≥75～85 岁	66	30.3%(20)	69.7%(46)
≥85 岁	8	25.0%(2)	75.0%(6)
合计	325	28.3%(92)	71.7%(233)

2023 年，宝鸡市 15 岁及以上居民按照文盲、小学、初中、高中/技校/中专、大专和大学本科文化程度的慢阻肺知晓率依次为 32.0%、30.9%、24.8%、36.1%、11.8%、0.0%；整体上呈现文化程度越高，知晓率越低的趋势。具体见表 94。

表 94 宝鸡市 15 岁及以上居民不同文化程度的慢阻肺知晓率

文化程度	样本量	知晓率(n)	不知晓率(n)
文盲	50	32.0%(16)	68.0%(34)
小学	110	30.9%(34)	69.1%(76)
初中	109	24.8%(27)	75.2%(82)
高中/技校/中专	36	36.1%(13)	63.9%(23)
大专	17	11.8%(2)	88.2%(15)
大学本科	3	0.0%(0)	100.0%(3)
合计	325	28.3%(92)	71.7%(233)

2023 年，宝鸡市 15 岁及以上居民按地区划分，市辖区、平原县和山区县的慢阻肺知晓率分别为 18.9%、35.1% 和 30.5%；在地区分布中，慢阻肺知晓率最高的为平原县，其次为山区县，最低的为市辖区。具体见表 95。

表 95 宝鸡市 15 岁及以上居民分地区的慢阻肺知晓情况

慢阻肺	样本量	市辖区(n)	平原县(n)	山区县(n)
知晓	92	18.9%(20)	35.1%(40)	30.5%(32)
不知晓	233	81.1%(86)	64.9%(74)	69.5%(73)

2.4.4 血脂情况

1)血脂检测率

2023 年，宝鸡市 15 岁及以上居民近一年来血脂检测率为 32.0％，其中男性和女性的检测率分别为 32.9％和 31.1％；在年龄分布上，血脂检测率随着年龄的增长而升高。具体见表 96。

表 96　宝鸡市 15 岁及以上居民分性别、年龄的血脂检测率

变量	样本量	检测率(n)	未检测率(n)	不清楚率(n)
性别				
男性	13072	32.9％(4307)	57.2％(7481)	9.8％(1284)
女性	13128	31.1％(4078)	59.9％(7869)	9.0％(1181)
年龄段				
≥15～25 岁	3318	14.7％(489)	73.4％(2437)	11.8％(392)
≥25～35 岁	4053	24.0％(973)	67.2％(2722)	8.8％(358)
≥35～45 岁	4000	26.2％(1046)	65.2％(2609)	8.6％(345)
≥45～55 岁	5105	30.1％(1536)	61.1％(3117)	8.9％(452)
≥55～65 岁	4723	34.5％(1631)	55.4％(2618)	10.0％(474)
≥65～75 岁	3496	54.1％(1892)	37.5％(1312)	8.4％(292)
≥75～85 岁	1232	55.0％(677)	36.0％(443)	9.1％(112)
≥85 岁	273	51.6％(141)	33.7％(92)	14.7％(40)
合计	26200	32.0％(8385)	58.6％(15350)	9.4％(2465)

2023 年，宝鸡市 15 岁及以上居民按照文盲、小学、初中、高中/技校/中专、大专、大学本科和研究生及以上文化程度的近一年来血脂检测率依次为 41.5％、36.3％、29.0％、27.7％、33.5％、35.0％和 42.1％，研究生及以上文化程度血脂检测率最高，高中/技校/中专血脂检测率最低，见表 97。

表 97　宝鸡市 15 岁及以上居民不同文化程度血脂检测率

文化程度	样本量	检测率(n)	未检测率(n)	不清楚率(n)
文盲	1550	41.5％(644)	44.0％(682)	14.5％(224)
小学	5830	36.3％(2114)	53.7％(3128)	10.1％(588)
初中	9201	29.0％(2671)	62.3％(5735)	8.6％(795)
高中/技校/中专	5147	27.7％(1426)	62.5％(3219)	9.8％(502)
大专	2792	33.5％(936)	57.9％(1617)	8.6％(239)
大学本科	1604	35.0％(562)	58.2％(933)	6.8％(109)
研究生及以上	76	42.1％(32)	47.4％(36)	10.5％(8)
合计	26200	32.0％(8385)	58.6％(15350)	9.4％(2465)

2023 年，宝鸡市 15 岁及以上居民按地区划分，市辖区、平原县和山区县的近一年来血脂检测率分别为 35.4％、30.2％和 31.0％；在地区分布中，近一年来血脂检测率，市辖区均大于平原县和山区县，山区县略大于平原县，见表 98。

表 98　宝鸡市 15 岁及以上居民分地区的血脂检测率

血脂	样本量	市辖区(n)	平原县(n)	山区县(n)
检测	8385	35.4％(2762)	30.2％(3145)	31.0％(2478)
未检测	15350	55.0％(4291)	60.3％(6275)	59.9％(4784)
不清楚	2465	9.6％(749)	9.5％(991)	9.1％(725)

2）自报血脂异常率

2023 年，宝鸡市 15 岁及以上居民自报经医生诊断的血脂异常率为 4.5％，其中男性和女性的异常率分别为 4.6％和 4.4％；在年龄分布上，自报血脂异常率随着年龄的增长而升高，见表 99。

表 99　宝鸡市 15 岁及以上居民分性别、年龄的自报血脂异常率

变量	样本量	异常率(n)	正常率(n)
性别			
男性	13072	4.6％(598)	95.4％(12474)
女性	13128	4.4％(583)	95.6％(12545)
年龄段			
≥15～25 岁	3318	0.5％(15)	99.5％(3303)
≥25～35 岁	4053	1.6％(64)	98.4％(3989)
≥35～45 岁	4000	2.9％(117)	97.1％(3883)
≥45～55 岁	5105	4.3％(219)	95.7％(4886)
≥55～65 岁	4723	6.1％(288)	93.9％(4435)
≥65～75 岁	3496	9.5％(333)	90.5％(3163)
≥75～85 岁	1232	9.5％(117)	90.5％(1115)
≥85 岁	273	10.3％(28)	89.7％(245)
合计	26200	4.5％(1181)	95.9％(25019)

2013 年和 2018 年的监测数据显示，宝鸡市 15 岁及以上居民自报经医生诊断的血脂异常率分别为 3.7％和 3.9％；2013 年、2018 年和 2023 年的自报血脂异常率呈现逐年上升趋势，但上升幅度较小，见图 42。

2023 年，宝鸡市 15 岁及以上居民按照文盲、小学、初中、高中/技校/中专、大专、大学本科和研究生及以上文化程度的自报血脂异常率依次为 7.9％、5.7％、4.0％、3.5％、3.9％、4.4％和 3.9％，文盲文化程度的血脂异常率最高，高中/技校/

中专文化程度的血脂异常率最低。具体见表100。

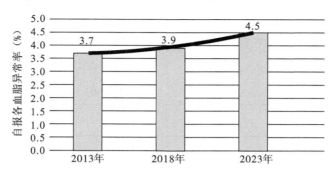

图 42　宝鸡市 15 岁及以上居民 2013 年、2018 年和 2023 年的血脂异常率比较

表 100　宝鸡市 15 岁及以上居民不同文化程度的自报血脂异常率

文化程度	样本量	异常率(n)	正常率(n)
文盲	1550	7.9%(123)	92.1%(1427)
小学	5830	5.7%(330)	94.3%(5500)
初中	9201	4.0%(368)	96.0%(8833)
高中/技校/中专	5147	3.5%(179)	96.5%(4968)
大专	2792	3.9%(108)	96.1%(2684)
大学本科	1604	4.4%(70)	95.6%(1534)
研究生及以上	76	3.9%(3)	96.1%(73)
合计	26200	4.5%(1181)	95.5%(25019)

2023 年，宝鸡市 15 岁及以上居民按地区划分，市辖区、平原县和山区县的自报血脂异常率分别为 5.8%、4.7% 和 3.0%；在地区分布中，自报血脂异常率，市辖区大于平原县和山区县，平原县略大于山区县，见表 101。

表 101　宝鸡市 15 岁及以上居民分地区的自报血脂异常率

血脂	样本量	市辖区(n)	平原县(n)	山区县(n)
异常	1181	5.8%(452)	4.7%(486)	3.0%(243)
正常	25019	94.2%(7350)	95.3%(9925)	97.0%(7744)

在 3 类地区分布中，2013 年、2018 年和 2023 年市辖区的自报血脂异常率分别为 3.8%、6.4% 和 5.8%；2013 年、2018 年和 2023 年平原县的自报血脂异常率分别为 3.5%、3.3% 和 4.7%；2013 年、2018 年和 2023 年山区县的自报血脂异常率分别为 3.9%、2.3% 和 3.0%。具体见表 102 和图 43。

表 102　宝鸡市不同地区 15 岁及以上居民的自报血脂异常率比较

年度	样本量	市辖区异常率(n)	平原县异常率(n)	山区县异常率(n)
2013 年	185	3.8％(70)	3.5％(69)	3.9％(46)
2018 年	1429	6.4％(741)	3.3％(374)	2.3％(314)
2023 年	1181	5.8％(452)	4.7％(486)	3.0％(243)

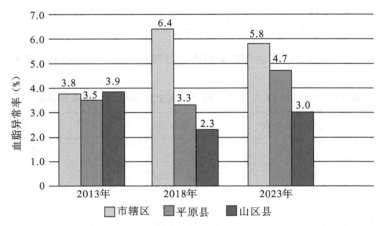

图 43　宝鸡市 15 岁及以上居民分地区的自报血脂异常率比较

2.5　调查前 2 周病伤情况

2.5.1　病伤率

　　2023 年，宝鸡市 15 岁及以上居民自报调查前 2 周病伤率为 1.1％，其中男性和女性的 2 周病伤率分别为 1.0％和 1.3％；在年龄分布上，2 周病伤率随着年龄的增长而升高。具体见表 103。

表 103　宝鸡市 15 岁及以上居民分性别、年龄的自报 2 周病伤率

变量	样本量	有病伤率(n)	无病伤率(n)
性别			
男性	13072	1.0％(125)	99.0％(12947)
女性	13128	1.3％(165)	98.7％(12963)
年龄段			
≥15～25 岁	3318	0.5％(18)	99.5％(3300)
≥25～35 岁	4053	0.2％(7)	99.8％(4046)
≥35～45 岁	4000	0.6％(22)	99.4％(3978)
≥45～55 岁	5105	1.2％(63)	98.8％(5042)

变量	样本量	有病伤率(n)	无病伤率(n)
≥55~65 岁	4723	1.5%(69)	98.5%(4654)
≥65~75 岁	3496	2.0%(71)	98.0%(3425)
≥75~85 岁	1232	2.6%(32)	97.4%(1200)
≥85 岁	273	2.9%(8)	97.1%(265)
合计	26200	1.1%(290)	98.9%(25910)

2023 年，宝鸡市 15 岁及以上居民按照文盲、小学、初中、高中/技校/中专、大专、大学本科和研究生及以上文化程度的自报调查前 2 周病伤率依次为 2.8%、1.3%、1.0%、0.8%、0.8%、1.2% 和 0.0%。具体见表 104。

表 104 宝鸡市 15 岁及以上居民不同文化程度的自报 2 周病伤率

文化程度	样本量	有病伤率(n)	无病伤率(n)
文盲	1550	2.8%(44)	97.2%(1504)
小学	5830	1.3%(74)	98.7%(5756)
初中	9201	1.0%(91)	99.0%(9110)
高中/技校/中专	5147	0.8%(40)	99.2%(5107)
大专	2792	0.8%(21)	99.2%(2771)
大学本科	1604	1.2%(20)	98.8%(1584)
研究生及以上	76	0.0%(0)	100.0%(76)
合计	26200	1.1%(290)	98.9%(25910)

2023 年，宝鸡市 15 岁及以上居民按地区划分，市辖区、平原县和山区县的自报调查前 2 周病伤率分别为 1.1%、1.3% 和 0.9%；在地区分布中，自报调查前 2 周病伤率，平原县大于市辖区，市辖区大于山区县，见表 105。

表 105 宝鸡市 15 岁及以上居民分地区的自报 2 周病伤率

病伤	样本量	市辖区病伤率(n)	平原县病伤率(n)	山区县病伤率(n)
有	290	1.1%(83)	1.3%(133)	0.9%(74)
无	25910	98.9%(7719)	98.7%(10278)	99.1%(7913)

2.5.2 病伤对生产、生活的影响

2023 年，宝鸡市 15 岁及以上居民自报调查前 2 周有病伤情况的 290 人中，病伤持续人均 8.84 天，因病伤卧床休息人均 4.62 天，人均休工 4.16 天，人均休学 1.48 天。

2.5.3　病伤就诊治疗情况

2023 年，宝鸡市 15 岁及以上居民自报调查前 2 周有病伤情况的 290 人中，因该病伤就诊 199 人，就诊率为 68.6％，其中男性和女性的就诊率分别为 64.0％和 72.1％。

2.5.4　病伤相关费用情况

2023 年，宝鸡市 15 岁及以上居民自报调查前 2 周因病伤就诊的 199 人中，因该病伤花费的医疗费用平均为 1793.5 元，交通及其他相关费用平均为 610.7 元。

2.6　健康自评情况

2.6.1　健康体检

2023 年，宝鸡市 15 岁及以上居民近 1 年来进行健康体检的有 9506 人，健康体检率为 36.3％，其中男性和女性的健康体检率分别为 36.4％和 36.1％；在年龄分布上，健康体检率以 65 岁及以上年龄段较高，见表 106。

表 106　宝鸡市 15 岁及以上居民分性别、年龄的健康体检率

变量	样本量	体检率(n)	未体检率(n)
性别			
男性	13072	36.4％(4761)	63.6％(8311)
女性	13128	36.1％(4745)	63.9％(8383)
年龄段			
≥15～25 岁	3318	24.9％(825)	75.1％(2493)
≥25～35 岁	4053	29.5％(1196)	70.5％(2857)
≥35～45 岁	4000	30.2％(1206)	69.8％(2794)
≥45～55 岁	5105	29.7％(1517)	70.3％(3588)
≥55～65 岁	4723	33.0％(1559)	67.0％(3164)
≥65～75 岁	3496	63.7％(2228)	36.3％(1268)
≥75～85 岁	1232	65.7％(810)	34.3％(422)
≥85 岁	273	60.4％(165)	39.6％(108)
合计	26200	36.3％(9506)	63.7％(16694)

2013 年和 2018 年的监测数据显示，宝鸡市 15 岁及以上居民近 1 年来健康体检率分别为 23.6％和 24.1％，2018 年的监测健康体检率较 2013 年的有小幅上升，2023 年的健康体检率较 2013 年和 2018 年的均有较大幅度上升，见图 44。

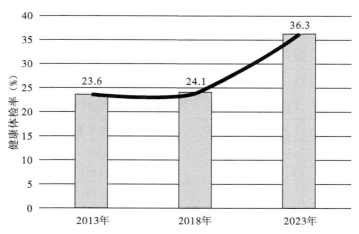

图 44 宝鸡市 15 岁及以上居民 2013 年、2018 年和 2023 年的健康体检率比较

2023 年，宝鸡市 15 岁及以上居民按照文盲、小学、初中、高中/技校/中专、大专、大学本科和研究生及以上文化程度的近 1 年来健康体检率依次为 52.5%、40.8%、30.7%、32.9%、38.6%、42.7% 和 42.1%，见表 107。

表 107　宝鸡市 15 岁及以上居民不同文化程度的健康体检率比较

文化程度	样本量	体检率(n)	未体检率(n)
文盲	1550	52.5%(813)	47.5%(737)
小学	5830	40.8%(2379)	59.2%(3451)
初中	9201	30.7%(2824)	69.3%(6377)
高中/技校/中专	5147	32.9%(1694)	67.1%(3453)
大专	2792	38.6%(1079)	61.4%(1713)
大学本科	1604	42.7%(685)	57.3%(919)
研究生及以上	76	42.1%(32)	57.9%(44)
合计	26200	36.3%(9506)	63.7%(16694)

2023 年，宝鸡市 15 岁及以上居民按地区划分，市辖区、平原县和山区县的近 1 年来健康体检率分别为 38.7%、33.8% 和 37.2%；在地区分布上，近 1 年来健康体检率，市辖区均大于平原县和山区县，山区县略大于平原县，见表 108。

表 108　宝鸡市 15 岁及以上居民分地区的健康体检率

体检	样本量	市辖区体检率(n)	平原县体检率(n)	山区县体检率(n)
是	9506	38.7%(3016)	33.8%(3516)	37.2%(2974)
否	16694	61.3%(4786)	66.2%(6895)	62.8%(5013)

在3类地区分布中，2013年、2018年和2023年市辖区的近1年来健康体检率分别为27.8％、34.0％和38.7％；2013年、2018年和2023年平原县的近1年来健康体检率分别为23.1％、21.2％和33.8％；2013年、2018年和2023年山区县的近1年来健康体检率分别为17.9％、18.1％和37.2％。具体见表109和图45。

表109　宝鸡市不同地区15岁及以上居民的自报健康体检率比较

年度	样本量	市辖区体检率(n)	平原县体检率(n)	山区县体检率(n)
2013年	1173	27.8％(508)	23.1％(454)	17.9％(211)
2018年	8827	34.0％(3951)	21.2％(2407)	18.1％(2469)
2023年	9506	38.7％(3016)	33.8％(3516)	37.2％(2974)

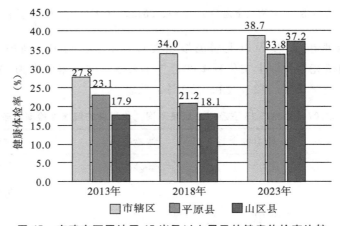

图45　宝鸡市不同地区15岁及以上居民的健康体检率比较

2.6.2　健康状况

2023年，宝鸡市15岁及以上居民近1个月内因疾病造成健康状况不好的天数平均为1.51天，因伤害造成健康状况不好的天数平均为0.76天，因紧张、压抑或不良情绪造成健康状况不好的天数平均为1.03天。

2.6.3　自评日常生活和社会活动健康状况

2023年，宝鸡市15岁及以上居民近1个月内在身体活动方面困难程度从极重度、重度、中度、轻度和没有困难5个维度构成比依次为0.0％、0.3％、1.1％、9.3％和89.3％，以身体活动没有困难为主。

2023年，宝鸡市15岁及以上居民近1个月内在生活起居方面困难程度从不需要帮助、需要部分帮助和无法完成3个维度构成比依次为97.7％、2.2％和0.2％，以生活起居不需要帮助为主。

2023年，宝鸡市15岁及以上居民近1个月内身体疼痛或不适程度从极重度、重度、中度、轻度和没有疼痛或不适5个维度构成比依次为0.0％、0.1％、1.3％、

12.2%和86.3%，以没有身体疼痛或不适为主。

2023年，宝鸡市15岁及以上居民近1个月内在集中精力方面的困难从极重度、重度、中度、轻度和没有5个维度构成比依次为0.0%、0.1%、0.8%、8.5%和90.6%，以没有集中精力困难为主。

2023年，宝鸡市15岁及以上居民在调查过去1个月内社交方面困难从极重度、重度、中度、轻度和没有困难5个维度构成比依次为0.0%、0.1%、0.6%、4.5%和94.8%，以没有社交方面的困难为主。

2023年，宝鸡市15岁及以上居民在调查过去1个月内辨认20m外熟人困难程度从极重度、重度、中度、轻度和没有困难5个维度构成比依次为0.0%、0.3%、1.7%、9.4%和88.5%，以辨认20m外熟人没有困难为主。

2023年，宝鸡市15岁及以上居民在调查过去1个月内睡眠方面困难程度从极重度、重度、中度、轻度和没有困难5个维度构成比依次为0.1%、0.4%、2.2%、14.4%和82.9%，以没有睡眠困难为主，调查对象1天内累计睡眠时间平均为7.5小时。

2023年，宝鸡市15岁及以上居民在调查过去1个月内感到悲伤、烦恼、情绪低落或抑郁的程度从极重度、重度、中度、轻度和没有5个维度构成比依次为0.0%、0.1%、0.9%、11.0%和88.0%，以没有感到悲伤、烦恼、情绪低落或抑郁为主。

2.6.4 自我健康状况评价

以100分代表最好的健康状况、0分代表最差的健康状况，让调查对象对调查当日自身健康状况打分。2023年，宝鸡市15岁及以上居民健康状况自评分的平均值为86.1分，其中男性和女性的健康状况自评分平均值分别为86.5分和85.7分。

2.7 慢性病防治核心知识的知晓情况

2.7.1 慢性病防治核心信息的知晓情况

本次调查共设计了15个慢性病防治核心信息相关问题。在这些问题中，2020年回答正确率最高的是"大气污染（比如雾霾天气的暴露）与慢性呼吸系统疾病有关系吗？"正确率为90.68%，到2023年，正确率为91.25%；回答正确率最低的是"健康中国行动（2019—2030年）提出每日食盐摄入量不高于多少克？"正确率仅为23.95%，到2023年上升到71.66%。2023年，回答正确率最高的是"改善生活方式可以有效预防慢性病吗？"正确率为91.92%，而2020年的正确率为87.95%；回答正确率最低的是"预防控制慢性病是政府的责任，个人无须对他人的健康负责，对吗？"正确率为61.49%。具体见表110。

表 110　慢性病核心知识的知晓情况

题目	2020 年		2023 年	
	正确题数	知晓率/%	正确题数	知晓率/%
1	13805	76.96	17249	65.84
2	14135	78.53	18890	72.10
3	13322	74.01	22558	86.10
4	14913	82.85	19268	73.54
5	15831	87.95	24083	91.92
6	4311	23.95	18775	71.66
7	15928	88.49	23816	90.90
8	16316	90.64	23866	91.09
9	15520	86.22	23549	89.88
10	13451	74.73	21385	81.62
11	15923	88.46	23928	91.33
12	12232	67.96	20263	77.34
13	16322	90.68	23908	91.25
14	15774	87.63	23611	90.12
15	12278	68.21	16111	61.49

　　题目 1：严重危害居民健康和生命的慢性病有哪些？

　　题目 2：慢性病的重要危险因素有哪些？

　　题目 3：慢性病的发生与遗传因素有关系吗？

　　题目 4：健康生活方式主要包括哪几方面？

　　题目 5：改善生活方式可以有效预防慢性病吗？

　　题目 6：健康中国行动(2019—2030 年)提出每日食盐摄入量不高于多少克？

　　题目 7：尽早发现早期征兆，积极采取有效措施，可以降低慢性病患病风险吗？

　　题目 8：慢性病患者需要及时就诊，进行规范治疗吗？

　　题目 9：防治心脑血管疾病的重要措施是预防和控制高血压、高血脂等危险因素，对吗？

　　题目 10：多数癌症是可以防治的，对吗？

　　题目 11：提高癌症患者的治疗效果，改善生活质量的重要手段是早发现、早诊断、早治疗，对吗？

　　题目 12：糖尿病的治疗，除要求血糖控制达标，还要求哪些指标保持正常？

　　题目 13：大气污染(比如雾霾天气的暴露)和慢性呼吸系统疾病有关系吗？

　　题目 14：戒烟能否有效延缓肺功能进行性下降？

　　题目 15：预防控制慢性病是政府的责任，个人无须对他人的健康负责，对吗？

1)不同性别人群的知晓情况

　　将调查对象按照性别分为男性、女性两组，对 15 道慢性病防治核心知识题进行分类统计。15 道题中，有 12 道题的正确率在不同性别间存在差异；剩余的 3 道题，不同性别的正确率无显著性差异。具体见表111。

表 111 不同性别人群的慢性病核心知识知晓情况

题目	男性		女性		χ^2 值	P 值
	正确题数	知晓率/%	正确题数	知晓率/%		
1	8689	66.47	8560	65.20	4.669	0.031
2	9531	72.91	9359	71.29	8.559	<0.01
3	11361	86.91	11197	85.29	14.362	<0.01
4	9844	75.31	9424	71.79	41.721	<0.01
5	12090	92.49	11993	91.35	11.329	<0.01
6	9405	71.95	9370	71.37	1.061	0.303
7	11973	91.59	11843	90.21	15.102	<0.01
8	11978	91.63	11888	90.55	9.353	<0.01
9	11835	90.54	11714	89.23	12.320	<0.01
10	10746	82.21	10639	81.04	5.934	<0.01
11	12001	91.81	11927	90.85	7.548	<0.01
12	10227	78.24	10036	76.45	11.957	<0.01
13	12018	91.94	11890	90.57	15.337	<0.01
14	11895	91.00	11716	89.24	22.568	<0.01
15	7970	60.97	8141	62.01	3.006	0.083

注：题目的内容同表110。

2)不同年龄人群的知晓情况

将调查对象按照年龄分为≥15～30岁、≥30～60岁和≥60岁年龄段，对15道慢性病防治核心知识题进行分类统计，结果显示，慢性病防治核心知识知晓率在不同年龄段间均有差异，均以60岁及以上年龄段的知晓率最低。具体见表112。

表 112 不同年龄人群的慢性病核心知识知晓情况

题目	≥15～30 岁		≥30～60 岁		≥60 岁		χ^2 值	P 值
	正确题数	知晓率/%	正确题数	知晓率/%	正确题数	知晓率/%		
1	3588	70.69	9398	67.07	4263	59.94	172.463	<0.01
2	3931	77.44	10340	73.79	4619	64.95	272.932	<0.01
3	4452	87.71	12250	87.43	5856	82.34	115.529	<0.01
4	4094	80.65	10488	74.85	4686	65.89	358.369	<0.01
5	4784	94.25	13064	93.23	6235	87.67	242.674	<0.01
6	3890	76.64	10157	72.49	4728	66.48	160.593	<0.01
7	4748	93.54	12940	92.35	6128	86.16	271.144	<0.01
8	4727	93.12	12964	92.52	6175	86.83	220.653	<0.01

续表

题目	≥15～30 岁		≥30～60 岁		≥60 岁		χ^2 值	P 值
	正确题数	知晓率/%	正确题数	知晓率/%	正确题数	知晓率/%		
9	4705	92.69	12792	91.29	6052	85.10	253.879	<0.01
10	4276	84.24	11647	83.12	5462	76.80	154.443	<0.01
11	4756	93.70	12990	92.71	6182	86.92	243.752	<0.01
12	4108	80.93	11028	78.70	5127	72.09	164.076	<0.01
13	4750	93.58	12936	92.32	6222	87.49	180.805	<0.01
14	4685	92.30	12793	91.30	6133	86.23	169.506	<0.01
15	3111	61.29	8748	62.43	4252	59.79	14.058	<0.01

注：题目的内容同表110。

2.7.2 慢性病防治核心知识知晓的得分情况

本次调查的慢性病防治核心知识知晓得分的计算方法：每答对1题得1分，答错或不知道不得分，满分15分。调查人群得分的中位数为14分，无论男性和女性，≥15～30岁年龄段和≥30～60岁年龄段的得分中位数均为14分，≥60岁年龄段的得分中位数均为13分。具体见表113。

表 113　不同性别、年龄的慢性病核心知识得分情况

性别	年龄	例数	均值	中位数	四分位数下限	四分位数上限
男性	≥15～30 岁	2599	12.63 分	14 分	12 分	15 分
	≥30～60 岁	6876	12.51 分	14 分	12 分	15 分
	≥60 岁	3597	11.88 分	13 分	10 分	14 分
女性	≥15～30 岁	2477	12.83 分	14 分	12 分	15 分
	≥30～60 岁	7136	12.40 分	14 分	11 分	15 分
	≥60 岁	3515	11.21 分	13 分	9 分	14 分
合计		26200	12.26 分	14 分	11 分	15 分

2.7.3 慢性病核心知识知晓率

本次调查的慢性病防治核心知识知晓率的定义标准：15道核心知识问题回答正确率在80%以上即为知晓，也就是得分在12分及以上的为知晓，否则为不知晓。

宝鸡市2023年慢性病防治核心知识知晓率为72.68%，与2020年的65.27%相比略有提升。其中，男性为73.56%，女性为71.79%，男女差异不大。≥15～30岁年龄段的人群知晓率为78.9%，≥30～60岁年龄段的人群知晓率为74.69%，≥60岁年龄段人群知晓率为64.26%；随年龄增加，慢性病防治核心知识知晓率有降低趋势。文盲与半文盲人群知晓率最低，为53.81%；大专及以上人群知晓率最高，为83.27%；随文化程度的增加，慢性病防治核心知识知晓率逐渐增高。具体见表114。

表 114　不同性别、年龄和文化程度的慢性病核心知识知晓率情况

组别	2020 年		2023 年	
	知晓人数	知晓率 /%	知晓人数	知晓率 /%
性别				
男	6183	66.56	9616	73.56
女	5566	63.90	9425	71.79
年龄段				
≥18～30 岁(2020 年) ≥15～30 岁(2023 年)	1203	76.09	4005	78.90
≥30～60 岁	6849	69.43	10466	74.69
≥60 岁	3697	56.41	4570	64.26
文化程度				
文盲与半文盲	1517	45.50	834	53.81
小学	1948	59.43	3685	63.21
初中及同等学力	4683	70.33	6755	73.42
高中/技校/中专	2100	72.92	4043	78.55
大专及以上	1501	81.18	3724	83.27
合计	11749	65.27	19041	72.68

2.8　5 年来宝鸡市死因监测数据结果

宝鸡市自 2014 年启动全人群死因监测工作,通过持续、系统地收集死亡信息,建立了覆盖全市、持续高效的居民死亡登记报告监测系统,掌握了居民病伤死亡水平、主要死因分布、变化趋势及其影响因素,结合全市慢性病及其危险因素监测结果,确定主要卫生问题,为评价居民健康水平、确定疾病防治重点、制定卫生政策和发展规划提供了科学依据。

2.8.1　宝鸡市 2018 年死因监测结果

1)数据质量评价

2018 年,宝鸡市死亡报告覆盖率为 100%,报告及时性为 97.71%,重卡率为 0.23%,身份证号填写完整率为 99.28%,多死因链填写完整率为 98.36%,审核率为 99.91%,迟审率为 1.04%,死因诊断不明比例为 0.48%,伤害意图不明比例为 0.08%,心血管病缺乏诊断意义比例为 0.55%,肿瘤未指明位置比例为 0.06%,呼吸衰竭、肝衰竭的比例为 0.16%。

2)人口资料分析

2018 年,宝鸡市总人口为 3780816 人,其中男性为 1942575 人,女性为 1838423

人，男、女性别比为106：100。具体见表115。

表115　2018年宝鸡市人口性别、年龄构成情况

年龄/岁	合计人数	男性人数	女性人数	性别比（女＝100）
＞0～1	39439	20881	18556	113
≥1～5	159944	85349	74576	114
≥5～10	199262	102354	96921	106
≥10～15	183727	102459	81301	126
≥15～20	261845	146711	115063	128
≥20～25	340557	175318	165380	106
≥25～30	307387	158602	148827	107
≥30～35	196743	96527	100204	96
≥35～40	290530	145414	145094	100
≥40～45	322680	164653	158040	104
≥45～50	340662	172207	168453	102
≥50～55	263240	138205	125037	111
≥55～60	254446	128707	125741	102
≥60～65	190080	96242	93837	103
≥65～70	167194	84672	82522	103
≥70～75	128657	61005	67652	90
≥75～80	87101	40161	46940	86
≥80～85	30176	15093	15083	100
≥85	17163	7944	9219	86
总计	3780816	1942575	1838423	106

3）总体死亡情况

（1）粗死亡率：2018年，宝鸡市常住人口为3780816人，居民死亡22069人，死亡率为583.71/10万。2017年度居民死亡21187人，死亡率为561.25/10万。

（2）死亡一般情况：①死亡个案的年龄构成。2018年，宝鸡市居民死亡22069人，其中男性12293人、女性9776人，男性≥75～80岁年龄段、女性≥80～85岁年龄段、总体≥80～85岁年龄段死亡人数最多，见表116。②死亡时间构成。2018年，各月死亡数构成比波动较小，见表117。

表116　2018年宝鸡市不同性别、年龄别死亡数

年龄/岁	合计死亡数	男性死亡数	女性死亡数
＞0～1	43	23	20
≥1～5	23	12	11
≥5～10	27	10	17

年龄/岁	合计死亡数	男性死亡数	女性死亡数
≥10~15	21	15	6
≥15~20	42	31	11
≥20~25	66	51	15
≥25~30	124	98	26
≥30~35	151	102	49
≥35~40	181	143	38
≥40~45	313	233	80
≥45~50	643	445	198
≥50~55	924	587	337
≥55~60	1209	786	422
≥60~65	1830	1153	677
≥65~70	2472	1498	974
≥70~75	3113	1723	1390
≥75~80	3913	1989	1924
≥80~85	3951	1944	2007
≥85	3024	1450	1574
总计	22069	12293	9776

表 117　2018 年宝鸡市不同性别人群的死亡时间构成比

时间	合计死亡时间构成比 /%	男性死亡时间构成比 /%	女性死亡时间构成比 /%
1 月	11.50	11.59	11.40
2 月	9.07	8.41	9.90
3 月	8.70	8.61	8.80
4 月	7.24	7.16	7.34
5 月	7.54	7.61	7.46
6 月	7.02	6.98	7.08
7 月	6.84	6.99	6.65
8 月	7.22	7.29	7.13
9 月	7.64	7.70	7.57
10 月	8.65	8.57	8.76
11 月	8.52	8.52	8.52
12 月	10.05	10.57	9.40
总计	100.00	100.00	100.00

　　(3)死亡水平：①不同性别年龄别死亡率。2018 年，宝鸡市居民死亡率为 583.71/10 万，其中男性为 632.82/10 万、女性为 531.76/10 万；中标率为 554.65/10 万；随年龄增长死亡率增加，55 岁及以上人群死亡率增加明显，75 岁及以上人群死亡率增加

更加明显，男、女趋势一致，见表 118 及图 46。②不同县/区年龄别死亡率。2018 年，宝鸡市报告死亡率最高的为陇县（710.15/10 万），最低的为扶风县（462.35/10 万），各县/区均随年龄增长而死亡率增加，见表 119。

表 118　2018 年宝鸡市不同性别年龄别死亡率

年龄段/岁	合计死亡率	男性死亡率	女性死亡率
死亡率	583.71/10 万	632.82/10 万	531.76/10 万
中标率	554.65/10 万	624.26/10 万	485.98/10 万
>0～1	109.03/10 万	110.15/10 万	107.78/10 万
≥1～5	14.38/10 万	14.06/10 万	14.75/10 万
≥5～10	13.55/10 万	9.77/10 万	17.54/10 万
≥10～15	11.43/10 万	14.64/10 万	7.38/10 万
≥15～20	16.04/10 万	21.13/10 万	9.56/10 万
≥20～25	19.38/10 万	29.09/10 万	9.07/10 万
≥25～30	40.34/10 万	61.79/10 万	17.47/10 万
≥30～35	76.75/10 万	105.67/10 万	48.90/10 万
≥35～40	62.30/10 万	98.34/10 万	26.19/10 万
≥40～45	97.00/10 万	141.51/10 万	50.62/10 万
≥45～50	188.75/10 万	258.41/10 万	117.54/10 万
≥50～55	351.01/10 万	424.73/10 万	269.52/10 万
≥55～60	475.15/10 万	610.69/10 万	335.61/10 万
≥60～65	962.75/10 万	1198.02/10 万	721.46/10 万
≥65～70	1478.52/10 万	1769.18/10 万	1180.29/10 万
≥70～75	2419.61/10 万	2824.36/10 万	2054.63/10 万
≥75～80	4492.49/10 万	4952.57/10 万	4098.85/10 万
≥80～85	13093.19/10 万	12880.14/10 万	13306.37/10 万
≥85	17619.30/10 万	18252.77/10 万	17073.44/10 万

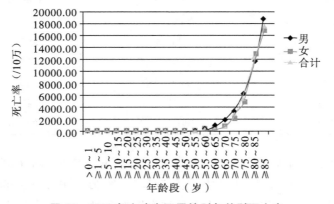

图 46　2018 年宝鸡市不同性别年龄别死亡率

表119 2018年宝鸡市不同县/区年龄别死亡率（/10万）

年龄/岁	合计	渭滨区	金台区	陈仓区	凤翔县	岐山县	扶风县	眉县	陇县	千阳县	麟游县	凤县	太白县
总计	583.71	477.53	515.82	618.84	638.28	628.21	462.35	620.33	710.15	668.79	601.29	600.92	594.24
>0~1	109.03	190.6	37.69	46.48	107.01	42.50	37.96	211.08	318.84	55.80	—	295.28	—
≥1~5	14.38	—	8.42	21.08	13.07	5.01	4.61	19.47	35.25	15.39	54.93	—	47.82
≥5~10	13.55	26.13	9.77	14.78	24.85	8.71	4.37	6.01	13.43	14.74	19.33	—	—
≥10~15	11.43	12.63	—	6.91	29.76	18.06	9.71	8.10	7.44	14.72	—	—	—
≥15~20	16.04	14.62	19.26	22.93	23.91	12.28	7.09	4.98	20.04	23.51	12.92	—	—
≥20~25	19.38	26.07	29.39	21.48	17.53	27.23	11.05	13.85	16.62	9.55	21.72	—	20.22
≥25~30	40.34	21.54	38.37	56.95	39.54	31.60	19.23	55.02	35.82	83.32	42.40	93.98	25.91
≥30~35	76.75	41.28	33.82	85.72	92.06	107.77	56.04	82.80	120.66	145.35	114.21	77.99	167.79
≥35~40	62.30	44.98	58.95	78.53	51.46	63.24	58.09	65.66	67.52	85.35	58.80	49.14	139.44
≥40~45	97.00	85.77	85.97	105.47	118.36	89.04	75.29	92.03	126.34	76.77	98.41	95.28	124.05
≥45~50	188.75	154.02	132.17	204.24	221.27	151.98	155.57	185.84	280.04	273.95	189.50	274.99	262.52
≥50~55	351.01	285.67	289.28	451.92	337.26	299.26	218.92	362.50	567.94	373.47	393.42	484.55	539.34
≥55~60	475.15	410.41	435.68	615.02	486.47	415.41	322.00	424.12	666.43	600.56	631.85	625.10	489.68
≥60~65	962.75	611.14	841.30	1173.81	916.75	975.03	715.33	1117.54	1436.99	1244.75	1339.29	1163.54	1265.82
≥65~70	1478.52	1041.61	1344.92	1594.73	1562.96	1375.94	1222.54	1598.09	2264.59	2083.68	1631.53	1022.49	1462.52
≥70~75	2419.61	1736.74	1937.62	2820.78	2534.74	2324.59	1727.33	2591.57	4260.52	2848.10	3309.69	2275.19	2613.98
≥75~80	4492.49	3105.31	2391.52	6181.73	4509.53	4022.47	3714.20	5241.81	8453.99	5008.08	7870.97	5053.72	5537.81
≥80~85	13093.19	9178.85	7767.38	18502.58	15095.85	13211.68	13704.35	14483.96	23408.07	18155.62	21445.22	8991.40	12141.28
≥85	17619.30	18089.79	18549.40	20041.54	19859.15	19386.64	11962.18	15369.90	17156.86	23708.21	14666.67	12908.24	17073.17

4）三大类疾病死亡率及其构成

2018 年，宝鸡市不同性别三大类疾病分类中，慢性病死亡率最高，伤害次之，感染性、母婴及营养缺乏疾病更低；慢性病占死因构成的 93.37%，其中男性占 91.83%、女性占 95.28%，见表 120。

表 120　2018 年宝鸡市不同性别三大类疾病死亡率和构成比

疾病分类	死亡率/(/10 万)			死因构成比/%		
	合计	男性	女性	合计	男性	女性
感染性、母婴及营养缺乏疾病	5.53	6.18	4.84	0.95	0.98	0.91
慢性病	544.97	581.12	506.70	93.37	91.83	95.28
伤害	30.04	41.70	17.73	5.15	6.59	3.33
其他疾病	3.17	3.81	2.50	0.54	0.60	0.47
总计	583.71	632.82	531.76	100.00	100.00	100.00

5）死亡原因及顺位

2018 年，宝鸡市死因顺位前 5 位分别是心脏病、脑血管病、恶性肿瘤、呼吸系统疾病、损伤及中毒，占全部死亡者的 90% 以上，男、女顺位基本一致。具体见表 121。

表 121　2018 年宝鸡市不同性别人群主要疾病死亡率、构成比与顺位

顺位	合计			男性			女性		
	疾病	死亡率/(/10 万)	构成比/%	疾病	死亡率/(/10 万)	构成比/%	疾病	死亡率/(/10 万)	构成比/%
1	心脏病	176.22	30.19	心脏病	177.50	28.05	心脏病	174.88	32.89
2	脑血管病	172.26	29.51	脑血管病	176.72	27.93	脑血管病	167.54	31.51
3	恶性肿瘤	111.95	19.18	恶性肿瘤	133.58	21.11	恶性肿瘤	89.10	16.76
4	呼吸系统疾病	38.67	6.62	呼吸系统疾病	45.71	7.22	呼吸系统疾病	31.22	5.87
5	损伤及中毒	30.04	5.15	损伤及中毒	41.70	6.59	损伤及中毒	17.73	3.33
6	内分泌营养代谢疾病	13.44	2.30	内分泌营养代谢疾病	14.10	2.23	内分泌营养代谢疾病	12.73	2.39
7	消化系统疾病	7.43	1.27	消化系统疾病	7.82	1.24	消化系统疾病	7.02	1.32
8	神经系统疾病	4.73	0.81	神经系统疾病	5.41	0.85	神经系统疾病	3.97	0.75

顺位	合计			男性			女性		
	疾病	死亡率/(/10万)	构成比/%	疾病	死亡率/(/10万)	构成比/%	疾病	死亡率/(/10万)	构成比/%
9	泌尿生殖系统疾病	4.52	0.77	泌尿生殖系统疾病	5.30	0.84	泌尿生殖系统疾病	3.70	0.70
10	传染病	3.94	0.67	传染病	4.79	0.76	传染病	3.05	0.57
11	精神障碍	1.59	0.27	精神障碍	1.49	0.24	精神障碍	1.69	0.32
12	先天异常	1.27	0.22	血液造血免疫疾病	1.13	0.18	肌肉骨骼和结缔组织疾病	1.63	0.31
13	肌肉骨骼和结缔组织疾病	1.22	0.21	先天异常	1.03	0.16	先天异常	1.52	0.29
14	血液造血免疫疾病	1.16	0.20	肌肉骨骼和结缔组织疾病	0.82	0.13	血液造血免疫疾病	1.20	0.23
15	围生期疾病	0.32	0.05	围生期疾病	0.36	0.06	围生期疾病	0.27	0.05
16	产科疾病	—	—	产科疾病	—	—	产科疾病	—	—
—	诊断不明	2.78	0.48	诊断不明	3.40	0.54	诊断不明	2.12	0.40
—	其他疾病	12.17	2.08	其他疾病	11.94	1.89	其他疾病	12.40	2.33
—	总计	583.71	100.00	总计	632.82	100.00	总计	531.76	100.00

6)主要大类疾病死亡率与死因顺位

(1)主要循环系统疾病死亡率与死因顺位:2018年,宝鸡市循环系统疾病死因顺位以脑血管病最高,冠心病次之,男、女情况一致。具体见表122。

表122　2018年宝鸡市循环系统疾病死亡数、死亡率及死因顺位

ICD-10编码*	疾病	总计			男			女		
		死亡数	死亡率	死因顺位	死亡数	死亡率	死因顺位	死亡数	死亡率	死因顺位
I05～I09	慢性风湿性心脏病	120	3.17/10万	4	47	2.42/10万	4	73	3.97/10万	4
I11～I13	高血压心脏病和(或)肾病**	656	17.35/10万	3	310	15.96/10万	3	346	18.82/10万	3

续表

ICD-10编码*	疾病	总计			男			女		
		死亡数	死亡率	死因顺位	死亡数	死亡率	死因顺位	死亡数	死亡率	死因顺位
I20～I25	冠心病	5748	152.02/10万	2	2988	153.82/10万	2	2760	150.13/10万	2
I60～I69	脑血管病	6513	172.26/10万	1	3433	176.72/10万	1	3080	167.54/10万	1
I00～I99中的其余部分	循环系统的其他疾病	528	13.97/10万	—	305	15.70/10万	—	223	12.13/10万	—

*：以上仅标出 ICD-10 三位码范围（除四位码另有说明外）；**：高血压心脏病和（或）肾病，包括高血压心脏病（I11）、高血压肾病（I12）、高血压心脏病和肾病（I13）。

（2）主要恶性肿瘤死亡率与死因顺位：2018年，宝鸡市恶性肿瘤死因顺位前5位分别是肺癌、胃癌、肝癌、结肠直肠肛门癌、食管癌，男性为肺癌、胃癌、肝癌、食管癌、结肠直肠肛门癌，女性为肺癌、胃癌、肝癌、宫颈癌、乳腺癌。具体见表123。

表 123 2018 年宝鸡市恶性肿瘤死亡数、死亡率及死因顺位

ICD-10编码*	疾病	总计			男			女		
		死亡数	死亡率	死因顺位	死亡数	死亡率	死因顺位	死亡数	死亡率	死因顺位
C11	鼻咽癌	12	0.32/10万	15	8	0.41/10万	12	4	0.22/10万	14
C15	食管癌	212	5.61/10万	5	149	7.67/10万	4	63	3.43/10万	9
C16	胃癌	598	15.82/10万	2	412	21.21/10万	2	186	10.12/10万	2
C18～C21	结肠、直肠和肛门癌	218	5.77/10万	—	118	6.07/10万	5	100	5.44/10万	6
C22	肝癌	491	12.99/10万	3	305	15.7/10万	3	186	10.12/10万	3
C23	胆囊癌	107	2.83/10万	11	30	1.54/10万	10	77	4.19/10万	7
C25	胰腺癌	172	4.55/10万	6	100	5.15/10万	6	72	3.92/10万	8
C33～C34	肺癌	1147	30.34/10万	1	859	44.22/10万	1	288	15.67/10万	1
C50	乳腺癌	114	3.02/10万	9	3	0.15/10万	13	111	6.04/10万	5
C53	宫颈癌	118	3.12/10万	7	—	—	—	118	6.42/10万	4
C56	卵巢癌	33	0.87/10万	14	—	—	—	33	1.80/10万	12
C61	前列腺癌	47	1.24/10万	12	47	2.42/10万	9	—	—	—

ICD-10 编码*	疾病	总计			男			女		
		死亡数	死亡率	死因顺位	死亡数	死亡率	死因顺位	死亡数	死亡率	死因顺位
C67	膀胱癌	41	1.08/10万	13	30	1.54/10万	11	11	0.60/10万	13
C70~C72	脑及神经系统恶性肿瘤	117	3.09/10万	8	62	3.19/10万	8	55	2.99/10万	10
C91~C95	白血病	113	2.99/10万	10	64	3.29/10万	7	49	2.67/10万	11

＊：以上仅标出 ICD-10 三位码范围（除四位码另有说明外）。

（3）主要伤害死亡率与死因顺位：2018 年，宝鸡市伤害死因顺位前 3 位分别是运输事故、意外跌落、自杀，男、女前 3 位一致，见表 124。

表 124　2018 年宝鸡市主要伤害类型死亡数、死亡率及死因顺位

ICD-10 编码*	疾病	总计			男			女		
		死亡数	死亡率	死因顺位	死亡数	死亡率	死因顺位	死亡数	死亡率	死因顺位
V00~V99	运输事故	488	12.91/10万	1	370	19.05/10万	1	118	6.42/10万	1
X40~X49	意外中毒	79	2.09/10万	4	51	2.63/10万	4	28	1.52/10万	4
W00~W19	意外跌落	252	6.66/10万	2	165	8.49/10万	2	87	4.73/10万	2
X00~X09	火灾	11	0.29/10万	9	3	0.15/10万	10	8	0.44/10万	6
W65~W74	溺水	33	0.87/10万	5	23	1.18/10万	5	10	0.54/10万	5
W75~W77，W81~W84	意外的机械性窒息	25	0.66/10万	6	20	1.03/10万	7	5	0.27/10万	7
W20	砸死	25	0.66/10万	7	23	1.18/10万	6	2	0.11/10万	8
W85~W87	触电	12	0.32/10万	8	12	0.62/10万	8	—	—	
X60~X84	自杀	111	2.94/10万	3	70	3.60/10万	3	41	2.23/10万	3

续表

ICD－10 编码*	疾病	总计			男			女		
		死亡数	死亡率	死因顺位	死亡数	死亡率	死因顺位	死亡数	死亡率	死因顺位
X85～Y09	被杀	9	0.24/10万	10	7	0.36/10万	9	2	0.11/10万	9
W00～Y99 的其他部分	其他意外事故和有害效应	91	2.40/10万	—	66	3.41/10万	—	25	1.36/10万	—

＊：以上仅标出 ICD－10 三位码范围（除四位码另有说明外）。

2.8.2 宝鸡市 2019 年死因监测结果

1）数据质量评价

2019 年，宝鸡市死亡报告覆盖率为 100%，报告及时性为 97.25%，重卡率为 0.40%，身份证号填写完整率为 99.59%，多死因链填写完整率为 98.28%，审核率为 99.96%，迟审率为 1.26%，死因诊断不明比例为 0.40%，伤害意图不明比例为 0.16%，心血管病缺乏诊断意义比例为 0.57%，肿瘤未指明位置比例为 0.05%，呼吸衰竭、肝衰竭比例为 0.08%。

2）人口资料分析

2019 年，宝鸡市总人口为 3771076 人，其中男性为 1931255 人，女性为 1839829 人，男、女性别比为 105∶100。见表 125。

表 125　2019 年宝鸡市人口性别年龄别构成

年龄段/岁	合计	男性	女性	性别比（女＝100）
＞0～1	35508	17912	17598	102
≥1～5	158820	80764	78053	103
≥5～10	163540	85995	77566	111
≥10～15	182403	99626	82797	120
≥15～20	207059	115587	91514	126
≥20～25	257388	141685	115691	122
≥25～30	304170	158311	145847	109
≥30～35	270330	134613	135725	99
≥35～40	252238	124515	127742	97
≥40～45	289721	145678	144063	101
≥45～50	335961	171787	164162	105
≥50～55	371389	188774	182604	103
≥55～60	257590	131486	126105	104

年龄段/岁	合计	男性	女性	性别比(女=100)
≥60～65	241836	123140	118694	104
≥65～70	192894	93456	99438	94
≥70～75	122536	58425	64111	91
≥75～80	73909	33820	40089	84
≥80～85	34258	16846	17412	97
≥85	19432	8831	10601	83
总计	3771076	1931255	1839829	105

3)总体死亡情况

(1)粗死亡率：2019 年，宝鸡市常住人口为 3771076 人，居民死亡 23372 人，死亡率为 619.77/10 万；2018 年度居民死亡 22069 人，死亡率为 583.71/10 万。

(2)死亡一般情况：①死亡个案的年龄构成。2019 年，宝鸡市居民死亡 23372 人，其中男性 13142 人、女性 10230 人，男性≥75～80 岁年龄段、女性≥80～85 岁年龄段、总体≥80～85 岁年龄段死亡数最多，见表 126。②死亡时间构成。2019 年，各月死亡数构成比波动较小，见表 127。

表 126　2019 年宝鸡市不同性别年龄别死亡数

年龄段/岁	合计	男性	女性
＞0～1	32	20	12
≥1～5	28	11	17
≥5～10	34	21	13
≥10～15	17	8	9
≥15～20	44	33	11
≥20～25	54	38	16
≥25～30	89	66	23
≥30～35	122	94	28
≥35～40	155	109	46
≥40～45	250	180	70
≥45～50	669	468	201
≥50～55	878	599	279
≥55～60	1288	877	411
≥60～65	1864	1196	668
≥65～70	2630	1687	943

续表

年龄段/岁	合计	男性	女性
≥70～75	3402	1946	1456
≥75～80	4100	2114	1986
≥80～85	4269	2011	2258
≥85	3447	1664	1783
总计	23372	13142	10230

表 127 2019 年宝鸡市不同性别死亡时间构成

时间	合计/%	男性/%	女性/%
1 月	11.04	11.06	11.02
2 月	9.59	9.77	9.35
3 月	8.37	8.23	8.56
4 月	7.52	7.54	7.49
5 月	7.57	7.30	7.91
6 月	7.03	7.05	6.99
7 月	7.19	7.16	7.23
8 月	6.42	6.67	6.10
9 月	7.38	7.53	7.19
10 月	8.74	8.62	8.89
11 月	9.93	9.97	9.88
12 月	9.22	9.09	9.38
总计	100.00	100.00	100.00

(3)死亡水平：①不同性别年龄别死亡率。2019 年，宝鸡市居民死亡率为 619.77/10 万，其中男性为 680.49/10 万，女性为 556.03/10 万；中标率为 556.80/10 万；随年龄增长死亡率增加，55 岁以后死亡率增加明显，75 岁以后死亡率增加更加明显，男、女趋势一致，见表 128 和图 47。②不同县/区年龄别死亡率。2019 年，宝鸡市报告死亡率最高为陇县的 735.07/10 万，最低为渭滨区的 501.86/10 万，各县/区报告死亡率均随年龄增长而增加，见表 129。

表 128 2019 年宝鸡市不同性别年龄别死亡率

年龄段/岁	合计	男性	女性
>0～1	90.12/10 万	111.66/10 万	68.19/10 万
≥1～5	17.63/10 万	13.62/10 万	21.78/10 万

年龄段/岁	合计	男性	女性
≥5~10	20.79/10 万	24.42/10 万	16.76/10 万
≥10~15	9.32/10 万	8.03/10 万	10.87/10 万
≥15~20	21.25/10 万	28.55/10 万	12.02/10 万
≥20~25	20.98/10 万	26.82/10 万	13.83/10 万
≥25~30	29.26/10 万	41.69/10 万	15.77/10 万
≥30~35	45.13/10 万	69.83/10 万	20.63/10 万
≥35~40	61.45/10 万	87.54/10 万	36.01/10 万
≥40~45	86.29/10 万	123.56/10 万	48.59/10 万
≥45~50	199.13/10 万	272.43/10 万	122.44/10 万
≥50~55	236.41/10 万	317.31/10 万	152.79/10 万
≥55~60	500.02/10 万	666.99/10 万	325.92/10 万
≥60~65	770.77/10 万	971.25/10 万	562.79/10 万
≥65~70	1363.44/10 万	1805.13/10 万	948.33/10 万
≥70~75	2776.33/10 万	3330.77/10 万	2271.06/10 万
≥75~80	5547.36/10 万	6250.74/10 万	4953.98/10 万
≥80~85	12461.32/10 万	11937.55/10 万	12968.07/10 万
≥85	17738.78/10 万	18842.71/10 万	16819.17/10 万
死亡率	619.77/10 万	680.49/10 万	556.03/10 万
中标率	556.80/10 万	637.23/10 万	479.74/10 万

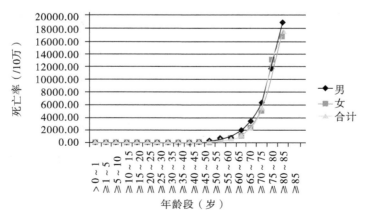

图 47　2019 年宝鸡市不同性别年龄别死亡率

表 129 2019 年宝鸡市不同县/区年龄别死亡率(/10 万)

年龄段/岁	合计	渭滨区	金台区	陈仓区	凤翔县	岐山县	扶风县	眉县	陇县	千阳县	麟游县	凤县	太白县
>0~1	90.12	144.75	—	106.82	48.38	43.91	84.27	33.57	321.93	79.37	143.68	92.34	—
≥1~5	17.63	—	30.16	15.46	18.46	5.19	10.02	6.98	69.93	—	25.99	50.62	—
≥5~10	20.79	17.42	33.89	3.92	22.81	31.00	9.96	42.01	28.71	—	24.95	24.20	—
≥10~15	9.32	—	14.86	6.81	27.12	4.54	4.79	23.16	7.24	—	—	—	—
≥15~20	21.25	17.95	25.25	23.22	22.21	7.46	29.10	18.93	36.86	13.60	—	42.96	—
≥20~25	20.98	—	17.19	27.44	23.21	23.49	27.54	22.56	21.60	26.23	—	32.61	—
≥25~30	29.26	7.89	29.78	35.56	22.66	38.20	30.47	19.95	50.65	44.39	41.93	24.22	23.92
≥30~35	45.13	26.13	33.81	56.11	70.90	62.52	30.75	42.88	43.31	35.21	57.85	11.81	47.01
≥35~40	61.45	39.54	46.29	62.64	47.49	96.18	73.60	56.83	90.88	78.28	44.78	44.22	120.66
≥40~45	86.29	49.85	87.05	84.78	120.61	78.58	81.95	82.88	103.40	85.71	84.14	98.90	121.14
≥45~50	199.13	132.90	197.24	180.57	209.64	173.88	240.95	176.86	265.46	281.47	253.11	224.30	229.67
≥50~55	236.41	169.00	219.82	277.84	221.84	186.32	199.76	248.04	402.11	337.23	226.47	246.17	253.86
≥55~60	500.02	472.4	453.73	612.40	458.65	375.15	363.43	519.46	834.92	710.44	686.54	415.73	518.49
≥60~65	770.77	562.43	577.06	895.74	881.49	728.59	590.25	816.02	1182.53	914.48	1044.84	729.20	1018.87
≥65~70	1363.44	908.90	1106.88	1514.84	1450.63	1313.20	1280.78	1357.55	2098.70	1756.17	1349.66	1540.92	1352.53
≥70~75	2776.33	2125.64	2335.24	2852.09	2769.32	2665.38	2603.35	3318.34	4085.10	3599.03	2872.41	2148.23	3197.49
≥75~80	5547.36	3731.71	3731.26	6096.62	5361.55	5547.98	5408.67	6429.47	9741.66	6064.36	8516.3	6351.48	8179.72
≥80~85	12461.32	8135.15	7408.71	13357.33	14716.44	13934.62	16438.79	13083.33	21783.74	18965.52	21073.56	9356.22	10688.84
≥85	17738.78	18076.48	19253.29	17613.02	18947.37	18311.33	14971.87	16431.64	16786.23	19951.34	17424.24	15816.33	19371.73
总计	619.77	501.86	572.52	634.54	659.44	651.54	588.76	638.51	735.07	710.66	614.30	594.59	608.21

4)三大类疾病死亡率及构成

2019 年，宝鸡市不同性别人群三大类疾病分类中，慢性病死亡率最高，伤害次之，感染性、母婴及营养缺乏疾病较低；慢性病占死因构成的 94.19％，其中男性占 92.89％、女性占 95.85％。具体见表 130。

表 130　2019 年宝鸡市不同性别人群三大类疾病死亡率和死因构成

疾病分类	死亡率/(/10 万)			死因构成/％		
	合计	男性	女性	合计	男性	女性
感染性、母婴及营养缺乏疾病	5.44	6.73	4.07	0.88	0.99	0.73
慢性病	583.75	632.13	532.93	94.19	92.89	95.85
伤害	27.45	38.06	0.54	4.43	5.59	0.10
其他疾病	3.16	3.57	18.48	0.51	0.53	3.32
总计	619.77	680.49	556.03	100	100	100

5)死亡原因及顺位

2019 年，宝鸡市死因顺位前 5 位分别是心脏病、脑血管病、恶性肿瘤、呼吸系统疾病、损伤及中毒，占全部死亡的 90％以上，男、女顺位基本一致。具体见表 131。

表 131　2019 年宝鸡市不同性别人群主要疾病死亡率、构成比与顺位

顺序	总计			男性			女性		
	疾病	死亡率/(/10 万)	构成比/％	疾病	死亡率/(/10 万)	构成比/％	疾病	死亡率/(/10 万)	构成比/％
1	心脏病	191.96	30.97	脑血管病	196.51	28.88	心脏病	190.24	34.21
2	脑血管病	189.34	30.55	心脏病	193.61	28.45	脑血管病	181.81	32.70
3	恶性肿瘤	117.37	18.94	恶性肿瘤	144.47	21.23	恶性肿瘤	88.92	15.99
4	呼吸系统疾病	37.18	6.00	呼吸系统疾病	47.07	6.92	呼吸系统疾病	26.80	4.82
5	损伤及中毒	27.45	4.43	损伤及中毒	38.06	5.59	损伤及中毒	16.31	2.93
6	内分泌营养代谢疾病	14.43	2.33	内分泌营养代谢疾病	14.50	2.13	内分泌营养代谢疾病	14.35	2.58
7	消化系统疾病	8.22	1.33	消化系统疾病	8.80	1.29	消化系统疾病	7.61	1.37
8	泌尿生殖系统疾病	4.99	0.80	传染病	5.44	0.80	泌尿生殖系统疾病	4.73	0.85
9	传染病	4.14	0.67	泌尿生殖系统疾病	5.23	0.77	神经系统疾病	3.15	0.57

续表

顺序	总计			男性			女性		
	疾病	死亡率/（/10万）	构成比/%	疾病	死亡率/（/10万）	构成比/%	疾病	死亡率/（/10万）	构成比/%
10	神经系统疾病	4.11	0.66	神经系统疾病	5.02	0.74	传染病	2.77	0.50
11	精神障碍	2.52	0.41	精神障碍	2.74	0.40	血液造血免疫疾病	2.39	0.43
12	血液造血免疫疾病	2.44	0.39	血液造血免疫疾病	2.49	0.37	精神障碍	2.28	0.41
13	先天异常	0.98	0.16	先天异常	0.93	0.14	先天异常	1.03	0.19
14	肌肉骨骼和结缔组织疾病	0.93	0.15	肌肉骨骼和结缔组织疾病	0.88	0.13	肌肉骨骼和结缔组织疾病	0.98	0.18
15	围生期疾病	0.27	0.04	围生期疾病	0.36	0.05	围生期疾病	0.16	0.03
16	产科疾病	0.05	0.01	产科疾病	—	—	产科疾病	0.11	0.02
	诊断不明	2.60	0.42	诊断不明	3.06	0.45	诊断不明	2.12	0.38
	其他疾病	10.82	1.75	其他疾病	11.34	1.67	其他疾病	10.27	1.85
	总计	619.77	100	总计	680.49	100	总计	556.03	100

6) 主要大类疾病死亡率与死因顺位

（1）主要循环系统疾病死亡率与死因顺位：2019年，宝鸡市循环系统疾病死因顺位以脑血管病最高，冠心病次之，男、女情况一致，见表132。

表132　2019年宝鸡市循环系统疾病死亡数、死亡率及死因顺位

ICD-10编码*	疾病	总计			男			女		
		死亡数	死亡率/（/10万）	死因顺位	死亡数	死亡率/（/10万）	死因顺位	死亡数	死亡率/（/10万）	死因顺位
I05～I09	慢性风湿性心脏病	99	2.63	4	39	2.02	4	60	3.26	4
I11～I13	高血压心脏病和（或）肾病**	548	14.53	3	268	13.88	3	280	15.22	3
I20～I25	冠心病	6247	165.66	2	3234	167.46	2	3013	163.77	2
I60～I69	脑血管病	7140	189.34	1	3795	196.51	1	3345	181.81	1

ICD-10 编码*	疾病	总计			男			女		
		死亡数	死亡率/（/10万）	死因顺位	死亡数	死亡率/（/10万）	死因顺位	死亡数	死亡率/（/10万）	死因顺位
I00～I99 中的其余部分	循环系统的其他疾病	655	17.36	—	365	18.89	—	290	15.76	—

＊：以上仅标出 ICD-10 三位码范围（除四位码另有说明外）；＊＊：高血压心脏病和（或）肾病包括高血压心脏病（I11）、高血压肾病（I12）、高血压心脏病和肾病（I13）。

（2）主要恶性肿瘤死亡率与死因顺位：2019 年，宝鸡市恶性肿瘤死因顺位前 5 位分别是肺癌、胃癌、肝癌、结肠直肠肛门癌、食管癌，男性为肺癌、胃癌、肝癌、食管癌、结肠直肠肛门癌，女性为肺癌、肝癌、胃癌、宫颈癌、结肠直肠肛门癌。具体见表 133。

表 133　2019 年宝鸡市恶性肿瘤死亡数、死亡率及死因顺位

ICD-10 编码*	疾病	总计			男			女		
		死亡数	死亡率/（/10万）	死因顺位	死亡数	死亡率/（/10万）	死因顺位	死亡数	死亡率/（/10万）	死因顺位
C11	鼻咽癌	12	0.32	15	8	0.41	12	4	0.22	14
C15	食管癌	220	5.83	5	166	8.60	4	54	2.94	9
C16	胃癌	627	16.63	2	447	23.15	2	180	9.78	3
C18～C21	结肠、直肠和肛门癌	237	6.28	4	137	7.09	5	100	5.44	5
C22	肝癌	551	14.61	3	343	17.76	3	208	11.31	2
C23	胆囊癌	105	2.78	8	36	1.86	11	69	3.75	8
C25	胰腺癌	208	5.52	6	110	5.70	6	98	5.33	6
C33～C34	肺癌	1135	30.10	1	857	44.38	1	278	15.11	1
C50	乳腺癌	98	2.60	10	3	0.16	13	95	5.16	7
C53	宫颈癌	105	2.78	9	—	—	—	105	5.71	4
C56	卵巢癌	36	0.95	14	—	—	—	36	1.96	12
C61	前列腺癌	47	1.25	13	47	2.43	9	—	—	—
C67	膀胱癌	58	1.54	12	42	2.17	10	16	0.87	13
C70～C72	脑及神经系统恶性肿瘤	129	3.42	7	78	4.04	7	51	2.77	10
C91～C95	白血病	96	2.55	11	55	2.85	8	41	2.23	11

＊：以上仅标出 ICD-10 三位码范围（除四位码另有说明外）。

（3）主要伤害死亡率与死因顺位：2019 年，宝鸡市伤害死因顺位前 3 位分别是运输事故、意外跌落、自杀。男、女前 3 位一致，见表 134。

表 134　2019 年宝鸡市主要伤害类型死亡数、死亡率及死因顺位

ICD-10 编码*	疾病	总计			男			女		
		死亡数	死亡率/（/10 万）	死因顺位	死亡数	死亡率/（/10 万）	死因顺位	死亡数	死亡率/（/10 万）	死因顺位
V00～V99	运输事故	450	11.93	1	339	17.55	1	111	6.03	1
X40～X49	意外中毒	64	1.70	4	48	2.49	4	16	0.87	4
W00～W19	意外跌落	200	5.30	2	122	6.32	2	78	4.24	2
X00～X09	火灾	19	0.50	7	12	0.62	7	7	0.38	6
W65～W74	溺水	32	0.85	5	17	0.88	6	15	0.82	5
W75～W77，W81～W84	意外的机械性窒息	24	0.64	6	19	0.98	5	5	0.27	8
W20	砸死	10	0.27	9	9	0.47	8	1	0.05	9
W85～W87	触电	8	0.21	10	8	0.41	10	—	—	—
X60～X84	自杀	122	3.24	3	81	4.19	3	41	2.23	3
X85～Y09	被杀	15	0.40	8	9	0.47	9	6	0.33	7
W00～Y99 的其他部分	其他意外事故和有害效应	91	2.41	—	71	3.68	—	20	1.09	—

＊：以上仅标出 ICD-10 三位码范围（除四位码另有说明外）。

2.8.3　宝鸡市 2020 年死因监测结果

1）数据质量评价

2020 年，宝鸡市死亡报告覆盖率为 100%，报告及时性为 99.97%，重卡率为 0.47%，身份证号填写完整率为 99.79%，多死因链填写完整率为 98.90%，审核率为 99.68%，迟审率为 1.24%，死因诊断不明比例为 0.66%，伤害意图不明比例为 0.13%，心血管病缺乏诊断意义比例为 0.66%，肿瘤未指明位置比例为 0.08%，呼吸衰竭、肝衰竭比例为 0.20%。

2）人口资料分析

2020 年，宝鸡市总人口为 3761020 人，其中男性为 1926248 人，女性为 1834758 人，男、女性别比为 105∶100。具体见表 135。

表 135　2020 年宝鸡市人口性别年龄别构成

年龄段/岁	合计	男性	女性	性别比（女＝100）
≥0～1	34928	17603	17325	102
≥1～5	155322	80000	75275	106

年龄段/岁	合计	男性	女性	性别比（女＝100）
≥5～10	165361	86667	78740	110
≥10～15	178174	97213	80935	120
≥15～20	195503	109318	86168	127
≥20～25	258863	145374	113438	128
≥25～30	263620	136428	127215	107
≥30～35	296804	148623	148148	100
≥35～40	243033	120291	122747	98
≥40～45	274074	137201	136885	100
≥45～50	335026	171031	163993	104
≥50～55	347313	176259	171062	103
≥55～60	315914	161433	154478	105
≥60～65	225885	114602	111284	103
≥65～70	201962	98760	103202	96
≥70～75	132087	63281	68806	92
≥75～80	78380	35244	43136	82
≥80～85	35295	16775	18520	91
≥85	23565	10149	13416	76
总计	3761020	1926248	1834758	105

3）总体死亡情况

（1）粗死亡率：2020年，宝鸡市常住人口为3761020人，居民死亡24828人，死亡率为660.14/10万。上一年度居民死亡23372人，死亡率为619.77/10万。

（2）死亡一般情况：①死亡个案的年龄构成。2020年，宝鸡市居民死亡24828人，其中男性13973人、女性10837人，男性≥75～80岁年龄段、女性≥80～85岁年龄段、总体≥80～85岁年龄段死亡数最多，见表136。②死亡时间构成。2020年，宝鸡市各月死亡数构成比波动较小，见表137。

表 136　2020 年宝鸡市不同性别年龄别死亡数

年龄段/岁	合计	男性	女性
≥0～1	36	21	15
≥1～5	34	20	13
≥5～10	19	13	6
≥10～15	24	15	9
≥15～20	40	21	19

年龄段/岁	合计	男性	女性
≥20～25	46	33	13
≥25～30	105	77	28
≥30～35	169	123	46
≥35～40	191	144	47
≥40～45	259	184	74
≥45～50	620	435	185
≥50～55	983	660	323
≥55～60	1362	933	429
≥60～65	1802	1208	594
≥65～70	2815	1722	1092
≥70～75	3468	2004	1462
≥75～80	4357	2305	2047
≥80～85	4453	2125	2324
≥85	4045	1930	2111
总计	24828	13973	10837

表 137　2020 年宝鸡市不同性别死亡时间构成

时间	合计/％	男性/％	女性/％
1 月	10.18	10.03	10.36
2 月	9.15	8.95	9.40
3 月	9.61	9.62	9.59
4 月	7.22	7.00	7.50
5 月	7.53	7.51	7.57
6 月	7.39	7.55	7.18
7 月	7.44	7.39	7.51
8 月	7.52	7.64	7.38
9 月	7.73	8.04	7.34
10 月	9.00	8.99	9.01
11 月	8.41	8.31	8.54
12 月	8.82	8.97	8.62
总计	100	100	100

（3）死亡水平：①不同性别年龄别死亡率。2020 年，宝鸡市居民死亡率为 660.14/10 万，其中男性 725.40/10 万、女性为 590.65/10 万；中标率为 554.77/10 万；随年龄增长死亡率增加，55 岁及以后死亡率增加明显，75 岁及以后死亡率增加更加明显，男、女趋势一致。具体见表 138、图 48。②不同县/区年龄别死亡率。2020 年，宝鸡市

报告死亡率最高的为千阳县(816.58/10 万),最低的为渭滨区(562.82/10 万),各县/区报告死亡率均随年龄增长而增加。具体见表139。

表 138　2020 年宝鸡市不同性别年龄别死亡率

年龄段/岁	合计/(/10 万)	男性/(/10 万)	女性/(/10 万)
≥0～1	103.07	119.30	86.58
≥1～5	21.89	25.00	17.27
≥5～10	11.49	15.00	7.62
≥10～15	13.47	15.43	11.12
≥15～20	20.46	19.21	22.05
≥20～25	17.77	22.70	11.46
≥25～30	39.83	56.44	22.01
≥30～35	56.94	82.76	31.05
≥35～40	78.59	119.71	38.29
≥40～45	94.50	134.11	54.06
≥45～50	185.06	254.34	112.81
≥50～55	283.03	374.45	188.82
≥55～60	431.13	577.95	277.71
≥60～65	797.75	1054.08	533.77
≥65～70	1393.83	1743.62	1058.12
≥70～75	2625.54	3166.83	2124.81
≥75～80	5558.82	6540.12	4745.46
≥80～85	12616.52	12667.66	12548.60
≥85	17165.29	19016.65	15734.94
死亡率	660.14	725.40	590.65
中标率	554.77	650.26	464.50

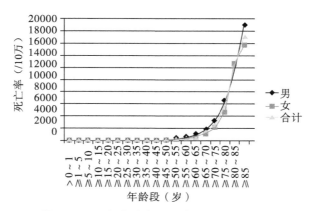

图 48　2020 年宝鸡市不同性别年龄别死亡率

表139　2020年宝鸡市不同县/区年龄别死亡率(/10万)

年龄段/岁	合计	渭滨区	金台区	陈仓区	凤翔县	岐山县	扶风县	眉县	陇县	千阳县	麟游县	凤县	太白县
>0~1	103.07	135.35	27.92	146.65	105.09	21.50	71.75	105.23	221.14	159.74	—	187.27	190.48
≥1~5	21.89	25.53	43.29	31.71	4.79	15.57	—	14.50	33.98	17.35	79.51	25.06	48.76
≥5~10	11.49	17.69	14.01	19.03	18.05	15.39	4.89	—	6.94	—	—	—	—
≥10~15	13.47	14.06	5.25	20.92	9.25	4.71	19.30	15.19	22.20	30.50	—	—	—
≥15~20	20.46	23.09	5.08	28.29	11.67	19.88	17.96	28.18	12.99	27.83	—	43.58	123.25
≥20~25	17.77	11.84	12.55	19.09	36.49	11.66	15.45	9.01	31.22	25.60	—	16.78	—
≥25~30	39.83	28.27	31.51	32.06	37.77	46.60	40.48	59.01	41.01	12.83	61.50	57.20	109.23
≥30~35	56.94	36.39	34.93	76.25	47.33	50.41	74.43	76.90	59.31	108.91	13.64	77.19	—
≥35~40	78.59	49.72	39.68	106.42	85.42	76.43	127.42	109.38	77.33	53.97	16.08	82.04	50.89
≥40~45	94.5	77.78	92.64	116.13	114.97	98.11	82.86	61.64	103.41	61.40	109.90	90.69	82.58
≥45~50	185.06	142.67	182.97	199.84	220.10	164.66	166.63	179.87	202.11	228.52	141.41	206.87	246.59
≥50~55	283.03	238.45	253.07	324.36	317.45	249.88	229.02	254.23	389.14	396.69	245.56	240.69	416.48
≥55~60	431.13	434.88	335.92	511.96	355.82	330.21	396.34	442.24	685.28	636.51	446.43	447.00	610.94
≥60~65	797.75	616.02	737.34	882.89	829.98	699.59	708.02	716.08	1258.86	1308.28	699.63	853.18	671.67
≥65~70	1393.83	974.56	1185.86	1519.51	1566.07	1189.75	1318.36	1470.50	2021.19	1556.53	1843.77	1564.64	1612.90
≥70~75	2625.54	1972.52	2176.51	2483.28	2916.83	2383.07	2648.12	2867.08	3590.96	3818.14	2726.42	2751.82	2846.76
≥75~80	5558.82	3693.34	3680.48	5707.98	6565.26	5003.55	5399.52	6353.68	9038.32	7825.40	8243.08	6241.76	5437.10
≥80~85	12616.52	9240.48	8201.20	13953.93	15217.90	12278.43	15086.45	12838.36	19778.60	19745.96	15697.68	11351.35	11989.80
≥85	17165.29	15779.04	18151.54	15087.04	18483.25	18164.31	18865.55	18607.37	15940.37	19197.21	16138.33	12795.55	12977.10
总计	660.14	562.82	625.16	665.40	738.05	639.42	652.20	667.99	727.38	816.58	593.78	663.01	586.00

4)三大类疾病死亡率及构成

2020 年，宝鸡市不同性别三大类疾病分类中，慢性病死亡率最高，伤害次之，感染性、母婴及营养缺乏疾病较低，慢性病占死因构成的 94.15%，其中男性占 93.07%、女性占 95.54%，见表 140。

表 140　2020 年宝鸡市不同性别三大类疾病死亡率和构成

疾病分类	死亡率/(10 万)			死因构成/%		
	合计	男性	女性	合计	男性	女性
感染性、母婴及营养缺乏疾病	5.61	6.23	4.96	0.85	0.86	0.84
慢性病	621.49	675.10	564.33	94.15	93.07	95.54
伤害	26.91	37.12	16.13	4.08	5.12	2.73
其他疾病	6.12	6.96	5.23	0.93	0.96	0.89
总计	660.14	725.40	590.65	100	100	100

5)死亡原因及顺位

2020 年，宝鸡市死因顺位前 5 位分别是心脏病、脑血管病、恶性肿瘤、呼吸系统疾病、损伤及中毒，占全部死亡的 90% 以上，男、女顺位基本一致，见表 141。

表 141　2020 年宝鸡市不同性别人群主要疾病死亡率、构成比与顺位

顺序	总计			男性			女性		
	疾病	死亡率/(/10 万)	构成比/%	疾病	死亡率/(/10 万)	构成比/%	疾病	死亡率/(/10 万)	构成比/%
	总计	660.14	100.00	总计	725.40	100.00	总计	590.65	100.00
1	心脏病	209.78	31.78	脑血管病	220.27	30.37	恶性肿瘤	85.84	35.14
2	脑血管病	206.33	31.26	心脏病	211.66	29.18	心脏病	207.55	32.40
3	恶性肿瘤	113.83	17.24	恶性肿瘤	140.43	19.36	脑血管病	191.36	14.53
4	呼吸系统疾病	32.94	4.99	呼吸系统疾病	40.39	5.57	呼吸系统疾病	25.02	4.24
5	损伤及中毒	26.91	4.08	损伤及中毒	37.12	5.12	内分泌营养代谢疾病	16.24	2.75
6	内分泌营养代谢疾病	16.19	2.45	内分泌营养代谢疾病	16.15	2.23	损伤及中毒	16.13	2.73
7	消化系统疾病	7.68	1.16	消化系统疾病	7.84	1.08	消化系统疾病	7.52	1.27
8	泌尿生殖系统疾病	5.93	0.90	泌尿生殖系统疾病	6.96	0.96	泌尿生殖系统疾病	4.85	0.82

顺序	总计			男性			女性		
	疾病	死亡率/(/10万)	构成比/%	疾病	死亡率/(/10万)	构成比/%	疾病	死亡率/(/10万)	构成比/%
9	神经系统疾病	5.00	0.76	神经系统疾病	5.45	0.75	神经系统疾病	4.47	0.76
10	传染病	4.20	0.64	传染病	4.62	0.64	传染病	3.76	0.64
11	精神障碍	1.75	0.27	精神障碍	1.97	0.27	血液造血免疫疾病	1.85	0.31
12	血液造血免疫疾病	1.60	0.24	血液造血免疫疾病	1.35	0.19	精神障碍	1.53	0.26
13	肌肉骨骼和结缔组织疾病	1.14	0.17	先天异常	1.25	0.17	肌肉骨骼和结缔组织疾病	1.36	0.23
14	先天异常	1.14	0.17	肌肉骨骼和结缔组织疾病	0.93	0.13	先天异常	1.04	0.18
15	围生期疾病	0.24	0.04	围生期疾病	0.31	0.04	围生期疾病	0.16	0.03
16	产科疾病	—	—	产科疾病	—	—	产科疾病	—	—
	诊断不明	4.36	0.66	诊断不明	4.98	0.69	诊断不明	3.71	0.63
	其他疾病	21.08	3.19	其他疾病	23.67	3.26	其他疾病	18.26	3.09

6）主要大类疾病死亡率与死因顺位

（1）主要循环系统疾病死亡率与死因顺位：2020年，宝鸡市循环系统疾病死因顺位以脑血管病最高，冠心病次之，男、女情况一致。具体见表142。

表 142　2020 年宝鸡市循环系统疾病死亡数、死亡率及死因顺位

ICD-10编码*	疾病	总计			男			女		
		死亡数	死亡率/(/10万)	死因顺位	死亡数	死亡率/(/10万)	死因顺位	死亡数	死亡率/(/10万)	死因顺位
I05～I09	慢性风湿性心脏病	66	1.75	4	24	1.25	4	42	2.29	4
I11～I13	高血压心脏病和肾病**	440	11.70	3	218	11.32	3	221	12.05	3
I20～I25	冠心病	6998	186.07	2	3600	186.89	2	3394	184.98	2
I60～I69	脑血管病	7760	206.33	1	4243	220.27	1	3511	191.36	1

ICD-10 编码*	疾病	总计			男			女		
		死亡数	死亡率/(/10万)	死因顺位	死亡数	死亡率/(/10万)	死因顺位	死亡数	死亡率/(/10万)	死因顺位
I00~I99 中的其余部分	循环系统的其他疾病	746	19.83	—	440	22.84	—	306	16.68	—

*：以上仅标出 ICD-10 三位码范围（除四位码另有说明外）；**：高血压心脏病和（或）肾病包括高血压心脏病（I11）、高血压肾病（I12）、高血压心脏病和肾病（I13）。

（2）主要恶性肿瘤死亡率与死因顺位：2020 年，宝鸡市恶性肿瘤死因顺位前 5 位分别是肺癌，肝癌，胃癌，结肠、直肠和肛门癌，胰腺癌；男性为肺癌，肝癌，胃癌，结肠、直肠和肛门癌，食管癌；女性为肺癌，肝癌，胃癌，乳腺癌，结肠、直肠和肛门癌。具体见表 143。

表 143　2020 年宝鸡市恶性肿瘤死亡数、死亡率及死因顺位

ICD-10 编码*	疾病	总计			男			女		
		死亡数	死亡率/(/10万)	死因顺位	死亡数	死亡率/(/10万)	死因顺位	死亡数	死亡率/(/10万)	死因顺位
C11	鼻咽癌	14	0.37	15	10	0.52	12	4	0.22	14
C15	食管癌	171	4.55	6	119	6.18	5	52	2.83	11
C16	胃癌	475	12.63	3	342	17.75	3	133	7.25	3
C18~C21	结肠、直肠和肛门癌	232	6.17	4	127	6.59	4	105	5.72	5
C22	肝癌	560	14.89	2	353	18.33	2	207	11.28	2
C23	胆囊癌	96	2.55	10	31	1.61	11	65	3.54	8
C25	胰腺癌	194	5.16	5	103	5.35	6	91	4.96	6
C33~C34	肺癌	1271	33.79	1	968	50.25	1	302	16.46	1
C50	乳腺癌	115	3.06	8	3	0.16	13	112	6.10	4
C53	宫颈癌	68	1.81	11	—	—	—	68	3.71	7
C56	卵巢癌	28	0.74	14	—	—	—	28	1.53	12
C61	前列腺癌	60	1.60	13	60	3.11	8	—	—	—
C67	膀胱癌	63	1.68	12	42	2.18	10	21	1.14	13
C70~C72	脑及神经系统恶性肿瘤	132	3.51	7	71	3.69	7	61	3.32	9
C91~C95	白血病	112	2.98	9	55	2.86	9	57	3.11	10

* 以上仅标出 ICD-10 三位码范围（除四位码另有说明外）。

(3)主要伤害死亡率与死因顺位：2020年，宝鸡市伤害死因顺位前3位分别是运输事故、意外跌落、自杀，男女前3位一致，见表144。

表144　2020年宝鸡市主要伤害类型死亡数、死亡率及死因顺位

ICD-10 编码*	疾病	总计			男			女		
		死亡数	死亡率/(/10万)	死因顺位	死亡数	死亡率/(/10万)	死因顺位	死亡数	死亡率/(/10万)	死因顺位
V00～V99	运输事故	374	9.95	1	291	15.11	1	82	4.47	1
X40～X49	意外中毒	56	1.49	4	33	1.71	4	23	1.25	4
W00～W19	意外跌落	230	6.12	2	150	7.79	2	80	4.36	2
X00～X09	火灾	15	0.40	7	10	0.52	9	5	0.27	7
W65～W74	溺水	42	1.12	5	20	1.04	6	22	1.20	5
W75～W77，W81～W84	意外的机械性窒息	29	0.77	6	23	1.19	5	6	0.33	6
W20	砸死	12	0.32	9	11	0.57	8	1	0.05	9
W85～W87	触电	14	0.37	8	14	0.73	7	—	—	—
X60～X84	自杀	109	2.90	3	68	3.53	3	41	2.23	3
X85～Y09	被杀	8	0.21	10	5	0.26	10	3	0.16	8
W00～Y99的其他部分	其他意外事故和有害效应	123	3.26	—	90	4.67	—	33	1.81	—

＊：以上仅标出ICD-10三位码范围（除四位码另有说明外）。

2.8.4　宝鸡市2021年死因监测结果

1）数据质量评价

2021年，宝鸡市死亡报告覆盖率为100％，报告及时性为99.52％，重卡率为0.60％，身份证号填写完整率为99.83％，审核率为99.11％，迟审率为1.38％，死因诊断不明比例为0.30％，伤害意图不明比例为0.09％，心血管病缺乏诊断意义比例为0.25％，肿瘤未指明位置比例为0.05％，呼吸衰竭、肝衰竭为比例为0.02％。

2）人口资料分析

2021年，宝鸡市总人口为3321854人，其中男性为1685460人，女性为1636373人，男、女性别比为103∶100。见表145。

表145　2021年宝鸡市人口性别年龄别构成

年龄段/岁	合计	男性	女性	性别比（女＝100）
＞0～1	32711	16368	16342	100
≥1～5	140911	71124	69759	102

年龄段/岁	合计	男性	女性	性别比（女＝100）
≥5～10	174538	91228	83333	109
≥10～15	184783	99947	84890	118
≥15～20	155658	86145	69482	124
≥20～25	204150	113606	90519	126
≥25～30	182474	94975	87517	109
≥30～35	252151	125347	126783	99
≥35～40	199728	97724	102020	96
≥40～45	223511	111173	112340	99
≥45～50	257650	130592	127053	103
≥50～55	289090	146069	143021	102
≥55～60	271790	137127	134660	102
≥60～65	227777	114841	112936	102
≥65～70	217172	105865	111306	95
≥70～75	146511	69854	76657	91
≥75～80	87309	38963	48346	81
≥80～85	44353	20858	23495	89
≥85	29605	12748	16857	76
总计	3321854	1684530	1637317	103

3) 总体死亡情况

（1）粗死亡率：2021 年，宝鸡市常住人口为 3321854 人，居民死亡 25851 人，死亡率为 778.21/10 万。2020 年度居民死亡 24828 人，死亡率为 660.14/10 万。

（2）死亡一般情况：①死亡个案的年龄构成。2021 年，宝鸡市居民死亡 25851 人，其中男性 14695 人、女性 11148 人，男性≥75～80 岁年龄段、≥女性 80～85 岁年龄段、总体≥80～85 岁年龄段死亡数最多，见表 146。②死亡时间构成。2021 年，宝鸡市各月死亡数构成比波动较小，见表 147。

表 146　2021 年宝鸡市不同性别年龄别死亡数

年龄段/岁	合计	男性	女性
＞0～1	52	27	25
≥1～5	30	10	20
≥5～10	17	13	4
≥10～15	34	19	15
≥15～20	37	24	13

年龄段/岁	合计	男性	女性
≥20～25	61	42	19
≥25～30	81	62	19
≥30～35	170	122	48
≥35～40	220	170	50
≥40～45	266	201	65
≥45～50	554	397	157
≥50～55	937	662	275
≥55～60	1407	977	429
≥60～65	1847	1211	636
≥65～70	2839	1809	1028
≥70～75	3661	2187	1472
≥75～80	4488	2375	2111
≥80～85	4574	2249	2324
≥85	4576	2138	2438
总计	25851	14695	11148

表 147　2021 年宝鸡市不同性别死亡时间构成

时间	合计/%	男性/%	女性/%
1 月	10.65	10.45	10.91
2 月	8.48	8.42	8.57
3 月	8.67	8.62	8.75
4 月	7.68	7.67	7.71
5 月	7.96	8.06	7.85
6 月	7.64	7.74	7.51
7 月	7.16	7.31	6.96
8 月	7.46	7.37	7.57
9 月	7.67	7.64	7.71
10 月	8.98	8.96	9.00
11 月	9.57	9.65	9.45
12 月	8.07	8.10	8.03
总计	100	100	100

（3）死亡水平：①不同性别年龄别死亡率。2021 年，宝鸡市居民死亡率为 778.21/10 万，其中男性为 872.35/10 万、女性为 680.87/10 万；中标率为 744.60/10 万；随年龄增长，死亡率增加，55 岁及以后死亡率增加明显，75 岁及以后死亡率增加更加明

显，男、女趋势一致。具体见表 148 和图 49。②不同县/区年龄别死亡率。2021 年，宝鸡市报告死亡率最高的为千阳县（977.81/10 万），最低的为金台区（573.38/10 万），各县/区报告死亡率均随年龄增长而增加。具体见表 149。

表 148　2021 年宝鸡市不同性别年龄别死亡率

年龄段/岁	合计/（/10 万）	男性/（/10 万）	女性/（/10 万）
＞0～1	158.97	164.96	152.98
≥1～5	21.29	14.06	28.67
≥5～10	9.74	14.25	4.8
≥10～15	18.4	19.01	17.67
≥15～20	23.77	27.86	18.71
≥20～25	29.88	36.97	20.99
≥25～30	44.39	65.28	21.71
≥30～35	67.42	97.33	37.86
≥35～40	110.15	173.96	49.01
≥40～45	119.01	180.8	57.86
≥45～50	215.02	304	123.57
≥50～55	324.12	453.21	192.28
≥55～60	517.68	712.48	318.58
≥60～65	810.88	1054.5	563.15
≥65～70	1307.26	1708.78	923.58
≥70～75	2498.79	3130.82	1920.24
≥75～80	5140.36	6095.53	4366.44
≥80～85	10312.72	10782.43	9891.47
≥85	15456.85	16771.26	14462.84
死亡率	778.21	872.35	680.87
中标率	744.60	888.42	610.84

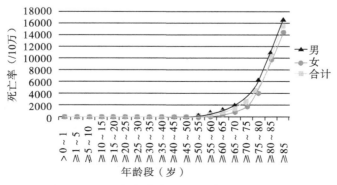

图 49　2021 年宝鸡市不同性别年龄别死亡率

表 149　2021 年宝鸡市不同县/区年龄别死亡率(/10 万)

年龄段/岁	合计	渭滨区	金台区	陈仓区	凤翔县	岐山县	扶风县	眉县	陇县	千阳县	麟游县	凤县	太白县
>0~1	158.97	343.5	180.46	150.86	74.42	76.77	180.56	70.8	199.9	188.15	181.49	—	—
≥1~5	21.29	24.25	23.47	24.91	18.05	26.8	14.16	28.08	8.46	—	38.97	—	—
≥5~10	9.74	11.6	—	16.46	14.66	—	11.47	5.7	17.98	16.87	—	—	62.42
≥10~15	18.4	6.35	22.85	27.21	10.29	21.55	11.64	19.48	32.7	—	26.22	26.77	—
≥15~20	23.77	4.11	9.23	39.16	11.13	34.77	42.03	33.96	18.04	58.08	24.05	31.19	47.08
≥20~25	29.88	14.04	34.17	35.23	18.98	21.24	38.58	32.56	21.68	17.8	56.22	48.04	160.58
≥25~30	44.39	19.25	32.84	44.14	47.7	72.71	44.61	56.51	65.43	—	—	70.44	175.75
≥30~35	67.42	41.46	57.79	87.18	91	78.12	69.46	73.54	85	14.37	101.25	30	60.11
≥35~40	110.15	63.88	60.03	181.26	131.59	106.1	160.34	104.08	205.04	93.86	83.84	100.67	71.35
≥40~45	119.01	73.95	72.87	170.55	151.81	108.49	188.08	97.15	128.52	185.08	79.61	115.37	202.55
≥45~50	215.02	162.75	102.98	242.93	293.82	273.08	214.37	185.64	305.4	209.02	251.89	295.86	194.44
≥50~55	324.12	168.46	213.1	369.48	442.91	333.49	446.12	317.07	415.14	440.9	369.33	455.52	297.09
≥55~60	517.68	321.17	348.26	633.74	595.4	441.61	635.04	483.78	751.43	856.34	813.46	713.19	465.12
≥60~65	810.88	616.4	622.77	911	818.46	761.43	794.45	781.57	1278.91	1163.82	903.47	995.44	1130.43
≥65~70	1307.26	906	946.38	1466.98	1458.81	1186.23	1299.76	1354.51	2099.61	1518.81	1667.11	1729.17	1467.11
≥70~75	2498.79	2062.29	2155.74	2830.28	2699.09	2226.21	2203.06	2350.58	3595.51	2842.49	3036.3	2791.37	3109.14
≥75~80	5140.36	3648.62	3272.76	5467.48	5930.33	4441.52	5093.16	5819.06	8774.82	7044.94	7414.45	6575.74	8156.43
≥80~85	10312.72	8881.2	6567.12	11468.58	12006.67	8857.38	11635.97	9982.49	17356.39	17990.43	15263.16	10473.59	15476.19
≥85	15456.85	15858.09	14279.71	14712.31	15998.88	15596.33	16247.96	14329.81	17349.86	19336.22	17232.38	13342.7	17500
总计	778.21	575.55	573.38	841.45	945.99	841.71	909.86	738.95	891.21	977.81	778.97	869.06	868.1

4) 三大类疾病死亡率及构成

2021 年，宝鸡市三大类疾病分类中，慢性病死亡率最高，伤害次之，感染性、母婴及营养缺乏疾病较低，慢性病占死因构成的 94.15%，其中男性占 92.93%、女性占 95.77%，见表 150。

表 150　2021 年宝鸡市不同性别三大类疾病死亡率和构成

疾病分类	死亡率/(/10 万)			死因构成/%		
	合计	男性	女性	合计	男性	女性
感染性、母婴及营养缺乏疾病	8.07	9.49	6.60	1.04	1.09	0.97
慢性病	732.72	810.22	652.42	94.15	92.93	95.77
伤害	34.98	49.15	20.4	4.49	5.63	3.00
其他疾病	2.44	3.03	1.83	0.31	0.35	0.27
总计	778.21	872.35	680.87	100	100	100

5) 死亡原因及顺位

2021 年，宝鸡市死因顺位前 5 位分别是心脏病、脑血管病、恶性肿瘤、损伤及中毒、呼吸系统疾病，占全部死亡的 90% 以上，男、女顺位基本一致，见表 151。

表 151　2021 年宝鸡市不同性别人群主要疾病死亡率、构成比与顺位

顺序	总计			男性			女性		
	疾病	死亡率/(/10 万)	构成比/%	疾病	死亡率/(/10 万)	构成比/%	疾病	死亡率/(/10 万)	构成比/%
1	心脏病	261.69	33.63	心脏病	272.54	31.24	心脏病	250.35	36.77
2	脑血管病	237.76	30.55	脑血管病	256.1	29.36	脑血管病	218.83	32.14
3	恶性肿瘤	132.37	17.01	恶性肿瘤	166.46	19.08	恶性肿瘤	97.17	14.27
4	损伤及中毒	34.98	4.49	损伤及中毒	49.15	5.63	呼吸系统疾病	25.16	3.70
5	呼吸系统疾病	34.62	4.45	呼吸系统疾病	43.75	5.02	损伤及中毒	20.40	3.00
6	内分泌营养代谢疾病	19	2.44	内分泌营养代谢疾病	20.78	2.38	内分泌营养代谢疾病	17.16	2.52
7	消化系统疾病	6.8	0.87	消化系统疾病	7.78	0.89	消化系统疾病	5.80	0.85
8	传染病	6.2	0.80	传染病	7.42	0.85	传染病	4.95	0.73
9	泌尿生殖系统疾病	5.72	0.74	泌尿生殖系统疾病	6.71	0.77	泌尿生殖系统疾病	4.70	0.69

续表

顺序	总计			男性			女性		
	疾病	死亡率/（/10万）	构成比/%	疾病	死亡率/（/10万）	构成比/%	疾病	死亡率/（/10万）	构成比/%
10	神经系统疾病	5.42	0.70	神经系统疾病	6.35	0.73	神经系统疾病	4.46	0.66
11	精神障碍	3.7	0.48	精神障碍	6.35	0.73	精神障碍	3.85	0.57
12	先天异常	1.14	0.15	先天异常	1.31	0.15	血液造血免疫疾病	1.16	0.17
13	血液造血免疫疾病	1.02	0.13	血液造血免疫疾病	0.89	0.10	肌肉骨骼和结缔组织疾病	1.10	0.16
14	肌肉骨骼和结缔组织疾病	0.78	0.10	围生期疾病	0.77	0.09	先天异常	0.98	0.14
15	围生期疾病	0.69	0.09	肌肉骨骼和结缔组织疾病	0.47	0.05	围生期疾病	0.61	0.09
16	产科疾病	0.03	0.00	产科疾病	—	—	产科疾病	0.06	0.01
	诊断不明	0.87	0.11	诊断不明	1.25	0.14	诊断不明	0.49	0.07
	其他疾病	25.41	3.27	其他疾病	27.07	3.10	其他疾病	23.64	3.47
	总计	778.21	100.00	总计	872.35	100.00	总计	590.65	100.00

6）主要大类疾病死亡率与死因顺位

（1）主要循环系统疾病死亡率与死因顺位：2021年，宝鸡市循环系统疾病死因顺位以脑血管病最高，冠心病次之，男、女情况一致，见表152。

表152　2021年宝鸡市循环系统疾病死亡数、死亡率及死因顺位

ICD-10编码*	疾病	总计			男			女		
		死亡数	死亡率/（/10万）	死因顺位	死亡数	死亡率/（/10万）	死因顺位	死亡数	死亡率/（/10万）	死因顺位
I05～I09	慢性风湿性心脏病	38	1.14	4	24	1.25	4	42	2.29	4
I11～I13	高血压心脏病和（或）肾病**	534	16.08	3	218	11.32	3	221	12.05	3
I20～I25	冠心病	9185	276.5	1	3600	186.89	2	3394	184.98	2
I60～I69	脑血管病	7402	222.83	2	4243	220.27	1	3511	191.36	1

ICD-10 编码*	疾病	总计			男			女		
		死亡数	死亡率/(/10万)	死因顺位	死亡数	死亡率/(/10万)	死因顺位	死亡数	死亡率/(/10万)	死因顺位
I00～I99中的其余部分	循环系统的其他疾病	542	16.32	—	440	22.84	—	306	16.68	—

*：以上仅标出 ICD-10 三位码范围（除四位码另有说明外）；＊＊：高血压心脏病和（或）肾病包括高血压心脏病(I11)、高血压肾病(I12)、高血压心脏病和肾病(I13)。

（2）主要恶性肿瘤死亡率与死因顺位：2021年，宝鸡市恶性肿瘤死因顺位前5位分别是肺癌、肝癌、胃癌、食管癌，以及结肠、直肠和肛门癌；男性为肺癌、肝癌、胃癌、食管癌，以及结肠、直肠和肛门癌；女性为肺癌、胃癌、肝癌、胆囊癌，以及结肠、直肠和肛门癌。具体见表153。

表 153 2021 年宝鸡市恶性肿瘤死亡数、死亡率及死因顺位

ICD-10 编码*	疾病	总计			男			女		
		死亡数	死亡率/(/10万)	死因顺位	死亡数	死亡率/(/10万)	死因顺位	死亡数	死亡率/(/10万)	死因顺位
C11	鼻咽癌	1	0.03	15	1	0.06	12	—	—	—
C15	食管癌	122	3.67	4	93	5.52	4	29	1.77	6
C16	胃癌	361	10.87	3	240	14.24	3	121	7.39	2
C18～C21	结肠、直肠和肛门癌	107	3.22	5	66	3.92	5	41	2.51	5
C22	肝癌	369	11.11	2	261	15.49	2	108	6.60	3
C23	胆囊癌	58	1.75	7	16	0.95	10	42	2.57	4
C25	胰腺癌	78	2.35	6	54	3.20	6	24	1.47	8
C33～C34	肺癌	848	25.53	1	710	42.12	1	138	8.43	1
C50	乳腺癌	26	0.78	11	—	—	—	26	1.59	7
C53	宫颈癌	26	0.78	12	—	—	—	16	0.98	10
C56	卵巢癌	7	0.21	13	—	—	—	7	0.43	11
C61	前列腺癌	41	1.23	10	41	2.43	7	—	—	—
C67	膀胱癌	44	1.32	9	40	2.37	8	4	0.24	12
C70～C72	脑及神经系统恶性肿瘤	52	1.57	8	35	2.08	9	17	1.04	9
C91～C95	白血病	17	0.51	12	13	0.77	11	4	0.24	13

*：以上仅标出 ICD-10 三位码范围（除四位码另有说明外）。

（3）主要伤害死亡率与死因顺位：2021年，宝鸡市伤害死因顺位前3位分别是运输事故、意外跌落、自杀，男、女前3位一致，见表154。

表154　2021年宝鸡市主要伤害类型死亡数、死亡率及死因顺位

ICD-10 编码*	疾病	总计			男			女		
		死亡数	死亡率/(/10万)	死因顺位	死亡数	死亡率/(/10万)	死因顺位	死亡数	死亡率/(/10万)	死因顺位
V00～V99	运输事故	130	3.91	2	120	7.12	2	10	0.61	2
X40～X49	意外中毒	3	0.09	6	3	0.18	6	—	—	—
W00～W19	意外跌落	268	8.07	1	169	10.03	1	99	6.05	1
X00～X09	火灾	—	—	—	—	—	—	—	—	—
W65～W74	溺水	7	0.21	5	7	0.42	5	—	—	—
W75～W77，W81～W84	意外的机械性窒息	11	0.33	4	8	0.47	4	3	0.18	4
W20	砸死	3	0.09	7	3	0.18	7	—	—	—
W85～W87	触电	3	0.09	8	3	0.18	8	—	—	—
X60～X84	自杀	24	0.72	3	16	0.95	3	8	0.49	3
X85～Y09	被杀	—	—	—	—	—	—	—	—	—
W00～Y99 的其他部分	其他意外事故和有害效应	94	2.83	—	83	4.92	—	11	0.67	—

＊：以上仅标出ICD-10三位码范围（除四位码另有说明外）。

2.8.5　宝鸡市2022年死因监测结果

1）数据质量评价

2022年，宝鸡市死亡报告覆盖率为100％，报告及时性为99.58％，重卡率为0.64％，身份证号填写完整率为99.81％，审核率为99.31％，迟审率为0.56％，死因诊断不明比例为0.08％，伤害意图不明比例为0.01％，心血管病缺乏诊断意义比例为0.08％，肿瘤未指明位置比例为0.01％，呼吸衰竭、肝衰竭比例为0.03％。

2）人口资料分析

2022年，宝鸡市总人口为3311122人，其中男性1674065人，女性为1637057人，男、女性别比为102∶100，见表155。

表155　2022年宝鸡市人口性别年龄构成

年龄段/岁	合计	男性	女性	性别比（女＝100）
＞0～1	24979	13030	11949	109
≥1～5	134847	69686	65166	107

年龄段/岁	合计	男性	女性	性别比(女=100)
≥5～10	190024	98039	92081	106
≥10～15	176391	91673	84694	108
≥15～20	143737	76379	67385	113
≥20～25	129096	69279	59817	116
≥25～30	183444	97756	85701	114
≥30～35	263285	134072	129231	104
≥35～40	227425	113757	113675	100
≥40～45	196691	97082	99608	97
≥45～50	273279	134723	138559	97
≥50～55	311386	155771	155610	100
≥55～60	295788	149813	145975	103
≥60～65	218516	112135	106381	105
≥65～70	209512	104054	105458	99
≥70～75	148803	72330	76473	95
≥75～80	96212	45266	50946	89
≥80～85	56797	25335	31462	81
≥85	30886	13926	16960	82
总计	3311122	1674065	1637057	102

3)总体死亡情况

(1)粗死亡率:2022年,宝鸡市常住人口为3311122人,居民死亡27877人,死亡率为841.92/10万。2021年度居民死亡25851人,死亡率为778.21/10万。

(2)死亡一般情况:①死亡个案的年龄构成。2022年,宝鸡市居民死亡27877人,其中男性15801人、女性12071人,男性≥75～80岁年龄段、女性≥80～85岁年龄段、总体≥80～85岁年龄段死亡数最多,见表156。②死亡时间构成。2022年,宝鸡市各月死亡数构成比波动较小,见表157。

表156 2022年宝鸡市不同性别年龄别死亡数

年龄段/岁	合计	男性	女性
≥0～1	35	22	13
≥1～5	19	8	11
≥5～10	16	11	5
≥10～15	26	12	14
≥15～20	42	27	15
≥20～25	52	35	17

续表

年龄段/岁	合计	男性	女性
≥25～30	80	61	19
≥30～35	163	121	42
≥35～40	238	171	67
≥40～45	252	163	89
≥45～50	545	411	134
≥50～55	952	686	266
≥55～60	1557	1028	529
≥60～65	1867	1301	566
≥65～70	2917	1869	1047
≥70～75	3826	2261	1565
≥75～80	4865	2581	2282
≥80～85	4964	2450	2512
≥85	5461	2583	2878
总计	27877	15801	12071

表 157　2022 年宝鸡市不同性别死亡时间构成

时间	合计/％	男性/％	女性/％
1 月	9.77	9.57	10.02
2 月	8.95	8.68	9.32
3 月	8.29	8.08	8.57
4 月	7.65	7.52	7.83
5 月	7.65	7.65	7.66
6 月	7.12	7.17	7.05
7 月	7.06	7.22	6.84
8 月	7.66	7.66	7.65
9 月	6.69	6.97	6.33
10 月	8.26	8.04	8.55
11 月	7.76	7.78	7.73
12 月	13.14	13.66	12.46
总计	100	100	100

(3)死亡水平：①不同性别年龄别死亡率。2022 年，宝鸡市居民死亡率为 841.92/10 万，其中男性为 943.87/10 万、女性为 737.36/10 万；中标率为 751.10/10 万；随年龄增长，死亡率增加，55 岁及以后死亡率增加明显，75 岁及以后死亡率增加更加明显，男、女趋势一致，见表 158 和图 50。②不同县/区年龄别死亡率。2022 年，宝鸡

市报告死亡率最高的为千阳县(1049.62/10 万),最低的为金台区(612.52/10 万),各县/区报告死亡率均随年龄增长而增加,见表159。

表 158　2022 年宝鸡市不同性别年龄别死亡率

年龄段/岁	合计/(/10 万)	男性/(/10 万)	女性/(/10 万)
＞0～1	140.12	168.84	108.8
≥1～5	14.09	11.48	16.88
≥5～10	8.42	11.22	5.43
≥10～15	14.74	13.09	16.53
≥15～20	29.22	35.35	22.26
≥20～25	40.28	50.52	28.42
≥25～30	43.61	62.4	22.17
≥30～35	61.91	90.25	32.5
≥35～40	104.65	150.32	58.94
≥40～45	128.12	167.9	89.35
≥45～50	199.43	305.07	96.71
≥50～55	305.73	440.39	170.94
≥55～60	526.39	686.19	362.39
≥60～65	854.4	1160.21	532.05
≥65～70	1392.28	1796.18	992.81
≥70～75	2571.18	3125.95	2046.47
≥75～80	5056.54	5701.85	4479.25
≥80～85	8739.9	9670.42	7984.24
≥85	17681.15	18548.04	16969.34
死亡率	841.92	943.87	737.36
中标率	751.10	887.21	620.72

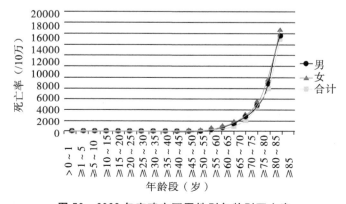

图 50　2022 年宝鸡市不同性别年龄别死亡率

表 159　2022 年宝鸡市不同县/区年龄别死亡率(/10 万)

年龄段/岁	合计	渭滨区	金台区	陈仓区	凤翔县	岐山县	扶风县	眉县	陇县	千阳县	麟游县	凤县	太白县
>0~1	140.12	256.41	160.67	104.64	140.65	39.51	134.41	41.17	277.62	142.45	202.02	420.17	—
≥1~5	14.09	31.52	—	20.3	6.58	21.93	17.3	—	9.91	—	—	37.65	62.03
≥5~10	8.42	—	4.02	7.44	9.43	10.46	22.53	5.68	5.9	16.35	28.65	—	—
≥10~15	14.74	12.46	9.31	11.48	10.03	16.37	47.86	6.08	12.83	—	—	28.43	—
≥15~20	29.22	17.05	15.76	24.85	13.49	59.44	36.31	26.8	58.65	64.03	—	36.67	—
≥20~25	40.28	61.89	41.39	21.31	35.74	31.79	66.65	57.36	48.94	25.31	—	—	77.64
≥25~30	43.61	24.01	26.86	30.29	38.41	68.87	49.75	68.13	70.55	36.32	79.81	46.48	42.96
≥30~35	61.91	76.73	20.46	46.7	58.45	98.63	106.6	72.4	93.63	15.52	34.42	86.51	96.9
≥35~40	104.65	85.5	61.73	85.04	151.64	139.63	92.41	124.51	153.05	90.89	162.07	117.67	223.96
≥40~45	128.12	97.28	100.51	78.22	154.44	139	190.53	183.13	175.47	252.13	86.51	132.5	158.1
≥45~50	199.43	241.01	160.35	153.93	180.29	214.54	228.96	144.01	305.61	259.53	233.34	265.28	270.67
≥50~55	305.73	343.07	234.38	274.32	356.19	288.93	291.12	279.17	399.47	373.59	261	381.64	450.25
≥55~60	526.39	505.55	424.2	490.75	594.67	568.8	500.6	499.43	737.58	551.43	441.18	684.75	443.34
≥60~65	854.4	934.14	700.13	772.37	932.24	732.41	870.96	858.23	1166.13	1038.12	1161.38	906.79	1023.13
≥65~70	1392.28	1374.96	1064.15	1189.17	1742.51	1249.04	1217.51	1453.88	2086.43	1785.43	1543.04	1949.23	1569.19
≥70~75	2571.18	2797.68	1809.49	2161.71	2769.08	2247.36	2562.31	2461.16	4056.2	3706.77	3426.21	3516.48	3402.78
≥75~80	5056.54	4890.09	3682.23	4541.22	5454.55	4152.6	5036.63	5384.32	8115.89	7085.35	6422.51	6611.57	5527.64
≥80~85	8739.9	8241.38	6609.87	7815.24	9287.08	8097.59	9695.38	9698.7	12242.43	10857.5	12623.27	9302.33	9784.41
≥85	17681.15	19656.28	15511.09	15346.85	18112.18	16321.94	20335.16	18521.74	21729.73	21099.56	20478.72	16802.17	19642.86
总计	841.92	940.8	612.52	641.84	1012.4	922.85	1010.2	838.32	961.79	1049.62	845.21	999.6	860.75

4)三大类疾病死亡率及构成

2022年，宝鸡市三大类疾病分类中，慢性病死亡率最高，伤害次之，感染性、母婴及营养缺乏疾病较低，慢性病占死因构成的94.85%，其中男性占93.70%、女性占96.33%，见表160。

表160　2022年宝鸡市不同性别三大类疾病死亡率和构成

疾病分类	死亡率/(/10万)			死因构成/%		
	合计	男性	女性	合计	男性	女性
感染性、母婴及营养缺乏疾病	6.86	8.66	5.011	0.88	0.99	0.74
慢性病	799.07	882.61	712.73	94.85	93.70	96.33
伤害	31.17	44.2	18.02	3.99	5.02	2.65
其他疾病	2.20	2.49	1.89	0.28	0.29	0.28
总计	841.92	943.9	737.36	100	100	100

5)死亡原因及顺位

2022年，宝鸡市死因顺位前5位分别是心脏病、脑血管病、恶性肿瘤、呼吸系统疾病、损伤及中毒，占全部死亡的90%以上，男、女顺位基本一致，见表161。

表161　2022年宝鸡市不同性别人群主要疾病死亡率、构成比与顺位

顺序	总计			男性			女性		
	疾病	死亡率/(/10万)	构成比/%	疾病	死亡率/(/10万)	构成比/%	疾病	死亡率/(/10万)	构成比/%
1	心脏病	284.49	33.79	心脏病	302.38	32.04	心脏病	265.96	36.07
2	脑血管病	258.82	30.74	脑血管病	275.73	29.21	脑血管病	241.53	32.76
3	恶性肿瘤	144.66	17.18	恶性肿瘤	178.67	18.93	恶性肿瘤	109.89	14.90
4	呼吸系统疾病	43.07	5.12	呼吸系统疾病	55.49	5.88	呼吸系统疾病	30.3	4.11
5	损伤及中毒	31.17	3.70	损伤及中毒	44.02	4.66	内分泌营养代谢疾病	21.81	2.96
6	内分泌营养代谢疾病	23.1	2.74	内分泌营养代谢疾病	24.37	2.58	损伤及中毒	18.02	2.44
7	消化系统疾病	6.73	0.80	消化系统疾病	8.18	0.87	泌尿生殖系统疾病	5.44	0.74
8	泌尿生殖系统疾病	6.16	0.73	传染病	7.17	0.76	消化系统疾病	5.25	0.71

顺序	总计			男性			女性		
	疾病	死亡率/(/10万)	构成比/%	疾病	死亡率/(/10万)	构成比/%	疾病	死亡率/(/10万)	构成比/%
9	神经系统疾病	5.83	0.69	泌尿生殖系统疾病	6.87	0.73	传染病	3.67	0.50
10	传染病	5.44	0.65	神经系统疾病	6.33	0.67	神经系统疾病	5.31	0.72
11	精神障碍	3.84	0.46	精神障碍	3.82	0.41	精神障碍	3.85	0.52
12	血液造血免疫疾病	1.45	0.17	血液造血免疫疾病	1.43	0.15	血液造血免疫疾病	1.47	0.20
13	先天异常	0.94	0.11	先天异常	0.96	0.10	肌肉骨骼和结缔组织疾病	1.10	0.15
14	肌肉骨骼和结缔组织疾病	1	0.12	肌肉骨骼和结缔组织疾病	0.9	0.09	先天异常	0.92	0.12
15	围生期疾病	0.45	0.05	围生期疾病	0.6	0.06	围生期疾病	0.31	0.04
16	产科疾病	0.06	0.01	产科疾病	—	—	产科疾病	0.12	0.02
—	诊断不明	0.66	0.08	诊断不明	0.84	0.09	诊断不明	0.49	0.07
—	其他疾病	24.04	2.86	其他疾病	26.1	2.77	其他疾病	21.93	2.97
	总计	841.92	100.00	总计	943.87	100.00	总计	737.36	100.00

6) 主要大类疾病死亡率与死因顺位

(1) 主要循环系统疾病死亡率与死因顺位：2022年，宝鸡市循环系统疾病死因顺位以脑血管病最高，冠心病次之，男性情况一致；女性以冠心病最高，脑血管病次之。具体见表162。

表162　2022年宝鸡市循环系统疾病死亡数、死亡率及死因顺位

ICD-10编码*	疾病	合计			男			女		
		死亡数	死亡率/(/10万)	死因顺位	死亡数	死亡率/(/10万)	死因顺位	死亡数	死亡率/(/10万)	死因顺位
I05～I09	慢性风湿性心脏病	97	2.93	4	44	2.63	4	53	3.24	4
I11～I13	高血压心脏病和(或)肾病**	431	13.02	3	228	13.62	3	203	12.4	3

ICD－10 编码*	疾病	合计			男			女		
		死亡 数	死亡率/ (/10 万)	死因 顺位	死亡 数	死亡率/ (/10 万)	死因 顺位	死亡 数	死亡率/ (/10 万)	死因 顺位
I20～I25	冠心病	8554	258.34	2	4577	273.41	2	3973	242.69	1
I60～I69	脑血管病	8570	258.82	1	4616	275.73	1	3954	241.53	2
I00～I99 中的其余 部分	循环系统 的其他疾 病	836	25.25	—	442	26.40	—	394	24.07	—

＊：以上仅标出 ICD－10 三位码范围（除四位码另有说明外）；＊＊：高血压心脏病和（或）肾病包括高血压心脏病(I11)、高血压肾病(I12)、高血压心脏病和肾病(I13)。

（2）主要恶性肿瘤死亡率与死因顺位：2022 年，宝鸡市恶性肿瘤死因顺位前 5 位分别是肺癌，肝癌，胃癌，结肠、直肠和肛门癌，胰腺癌；男性为肺癌，胃癌，肝癌，结肠、直肠和肛门癌，胰腺癌；女性为肺癌，肝癌，胃癌，结肠、直肠和肛门癌，胰腺癌。具体见表 163。

表 163　2022 年宝鸡市恶性肿瘤死亡数、死亡率及死因顺位

ICD－10 编码*	疾病	合计			男			女		
		死亡 数	死亡率/ (/10 万)	死因 顺位	死亡 数	死亡率/ (/10 万)	死因 顺位	死亡 数	死亡率/ (/10 万)	死因 顺位
C11	鼻咽癌	1	063	15	15	0.9	12	6	0.37	—
C15	食管癌	122	5.71	6	134	8	6	55	3.36	10
C16	胃癌	361	17.91	3	399	23.83	2	194	11.85	3
C18～C21	结肠、直 肠和肛门 癌	107	9.39	4	188	11.23	4	123	7.51	4
C22	肝癌	369	18.6	2	371	22.16	3	245	14.97	2
C23	胆囊癌	58	3.47	7	40	2.39	11	75	4.58	7
C25	胰腺癌	78	7.76	5	149	8.9	5	108	6.6	5
C33～C34	肺癌	848	44.58	1	1092	65.23	1	384	23.46	1
C50	乳腺癌	26	2.57	10	3	0.18	—	82	5.01	6
C53	宫颈癌	26	2.23	12	—	—	—	74	4.52	9
C56	卵巢癌	7	1.21	13	—	—	—	40	2.44	11
C61	前列腺癌	41	2.05	11	68	4.06	8	—	—	—
C67	膀胱癌	44	1.9	12	42	2.51	10	21	1.28	13

续表

ICD-10 编码*	疾病	合计			男			女		
		死亡数	死亡率/(/10万)	死因顺位	死亡数	死亡率/(/10万)	死因顺位	死亡数	死亡率/(/10万)	死因顺位
C70~C72	脑及神经系统恶性肿瘤	52	4.17	8	63	3.76	9	75	4.58	8
C91~C95	白血病	17	3.65	9	76	4.54	7	45	2.75	12

*：以上仅标出 ICD-10 三位码范围（除四位码另有说明外）。

（3）主要伤害死亡率与死因顺位：2022 年，宝鸡市伤害死因顺位前 3 位分别是意外跌落、运输事故、自杀，男、女前 3 位一致，见表 164。

表 164 2022 年宝鸡市主要伤害类型死亡数、死亡率及死因顺位

ICD-10 编码*	疾病	合计			男			女		
		死亡数	死亡率/(/10万)	死因顺位	死亡数	死亡率/(/10万)	死因顺位	死亡数	死亡率/(/10万)	死因顺位
V00~V99	运输事故	180	6.02	2	120	8.96	2	60	4.01	2
X40~X49	意外中毒	3	1.66	5	37	2.21	5	18	1.1	5
W00~W19	意外跌落	268	7.49	1	175	10.45	1	73	4.46	1
X00~X09	火灾	12	0.36	9	11	0.66	9	1	0.06	9
W65~W74	溺水	7	1.81	4	37	2.21	4	23	1.4	4
W75~W77，W81~W84	意外的机械性窒息	11	0.72	6	16	0.96	6	8	0.49	6
W20	砸死	3	0.48	7	15	0.9	7	1	0.06	10
W85~W87	触电	3	0.42	8	12	0.72	8	2	0.12	7
X60~X84	自杀	24	3.17	3	72	4.3	3	33	2.02	3
X85~Y09	被杀	3	0.09	10	1	0.06	10	2	0.12	8
W00~Y99 的其他部分	其他意外事故和有害效应	76	4.83	—	76	4.41	—	10	0.63	—

*：以上仅标出 ICD-10 三位码范围（除四位码另有说明外）。

3 讨论与建议

3.1 结果讨论

3.1.1 慢性病患病情况

1）居民总体慢性病患病率较高，长期趋势基本稳定

2023 年，按患慢性病人数计算，调查人群总体患病率为 29.76%，其中男性为 29.02%、女性为 30.51%，且随年龄增大呈明显上升趋势。2013 年、2018 年、2023 年监测结果显示[30]，居民总体慢性病标化患病率分别为 28.97%、27.23%、27.40%，2013 年到 2018 年下降了 1.74 个百分点，2023 年略微上升，长期趋势基本稳定。研究表明，影响慢性病患病率的因素较多[31]。近年来，我国慢性病患病率呈上升趋势[32]，但本研究发现近 15 年来宝鸡地区居民慢性病总体患病率呈相对稳定趋势，可能与宝鸡地区较早实现慢性病综合防控示范县/区全覆盖、慢性病综合防控工作持续深入开展有关[9]。

近 15 年来，通过持续探索与研究慢性病预防控制有效路径，宝鸡市基本形成了具有宝鸡特色的慢性病有效防控模式，即政府主导推动、强化监测固本、示范先行引领、探索创新提升。

政府主导推动。作为西部地区，宝鸡地区各级政府对慢性病综合防控工作的重视和强力推动大体分为 3 个阶段。首先，当政府看到辖区慢性病及其危险因素基线调查数据时，较高的慢性病患病率、危险因素水平及经济负担引起了政府高度重视。但是，如何有效防控，政府需要专业机构提供可行、有效的技术方案。其次，当课题组在系统学习国内外既有策略基础上，结合宝鸡地区实际，研究提出了慢性病分类干预策略和精细评价体系后，政府比较认可，但单靠政府投入，特别是作为欠发达地区，显得力不从心。于是，在政府支持下，我们先在较小范围内开展干预对照试验，进一步验证和完善有关政策与体系。第三，当中央、陕西省启动了慢性病综合防控示范区创建工作时，我们抓住了机遇，以示范区创建为抓手，充分调动起了各级政府、社会及群众的参与积极性，形成了工作合力。政府乘势而上，及时出台了相关政策，强化考核激励，鼓励社会资本参与，推动慢性病综合防控工作持续深入开展。如今，宝鸡地区慢性病综合防控工作已步入了可持续发展轨道，政府更是用以奖代补形式强力推动有关工作持续开展。

强化监测固本。做好慢性病及其危险因素监测工作是有效开展慢性病预防控制工

作的基础性工程，加强慢性病监测工作对于提高慢性病综合防控水平具有固本培元之功效。近年来，我们按照"整合、结合、组合"等思路，以慢性病综合防控示范区创建、复审及巩固提升为抓手，以国家基本公共卫生服务项目为支撑，积极争取有关方面的项目支持，逐步建立起了地市、县/区两级慢性病及其危险因素动态监测数据库，为辖区慢性病综合防控工作有效开展提供了科学依据。同时，将定期动态监测和日常专项监测有机结合，将基本公共卫生服务项目和国家有关监测项目有机结合，市、县/区、乡镇/社区、村/居委会共同参与，密切协作，使得有限的资源释放出了合力效应，慢性病各项监测工作稳步提升。通过夯实慢性病监测基石，又促使了慢性病综合防控示范区建设水平的提高，形成了相互借力、相互促进、相得益彰的良好局面。

示范先行引领。在 2010 年之前，作为西部地区，宝鸡地区既无慢性病预防控制专职队伍，又无慢性病防控专项经费，既无辖区慢性病基线数据，又未开展过慢性病干预与评价研究，在慢性病预防控制方面基本处于"一穷二白"局面。如果说近年来宝鸡地区慢性病综合防控工作取得了积极进展，尽管原因可能是多方面的，但其中最重要的一条就是宝鸡地区抓住了国家启动慢性病综合防控示范区创建的政策机遇，充分发挥了示范先行的引领作用，助推整个区域慢性病综合防控工作在较短时间内实现了较大提升。尽管宝鸡地区已于 2018 年在陕西省率先实现了省级及以上慢性病综合防控示范区全覆盖，但宝鸡地区省级慢性病综合防控示范县/区正铆足了劲，争创国家级慢性病综合防控示范县/区，已创建成国家级慢性病综合防控示范区的县/区，以千阳县为标杆，在国家示范区复审中积极争创"全国十佳示范区"。随着慢性病综合防控示范区建设不断提标扩面、创建、复审及巩固提升，不仅提高了辖区慢性病防控工作水平，更为重要的是逐步巩固与提升了政府主导、部门协作、动员社会、全民参与的慢性病综合防控长效机制，这为宝鸡地区慢性病相关研究与探索持续开展提供了有力保障。

探索创新提升。如前所述，尽管国家出台了系列有关慢性病预防控制的政策措施，但普遍存在操作性、针对性及实效性不强的问题。如何以国家有关政策措施为基本依据，结合区域实际求实创新，可能是一个地区特别是欠发达地区慢性病预防控制工作提升的关键。近年来，我们紧密结合欠发达地区社会经济发展水平较低、慢性病防控资源有限等实际，着力在探索创新上下功夫。

（1）理论创新。针对存量健康资源有限，且条块分割，整体作用未充分发挥的实际，研究提出了协作性公共卫生管理新理论，并结合宝鸡地区实际，从路径、方法等方面进行了具体探索。将该理论推广应用于辖区基本公共卫生服务项目管理及慢性病防控有关工作，均取得了明显成效。

（2）机制创新。由于宝鸡地区属于我国欠发达地区，辖区内没有一所慢性病相关科研院所，为提高相关研究设计的科学性和相关研究成果的可推广性，我们积极加强与西安交通大学公共卫生学院联系，双方共同参与，在宝鸡市疾病预防控制中心成立了"西安交通大学宝鸡预防医学研究院"，以此为平台，搭建起了专业研究机构与基层实践者之间技术协作、信息沟通的桥梁，有效弥合了理论研究与具体实践之间的鸿沟，实现了专业研究机构成果输出和基层实践信息反馈的双向交互融通目标。同时，我们通过近年来校地联动借智，为宝鸡地区培养了博士研究生 2 名、硕士研究生 10 余名，为区域慢性病预防控制工作提质增效提供了智力支持。

（3）策略创新。作为欠发达地区，本来相关资源就比较有限，如果慢性病干预策略比较粗放，势必事倍功半，影响慢性病防控工作的可持续开展。为提高辖区慢性病干预的有效性，我们在参考国家现行有关策略的基础上，结合实际，以综合施策为主导，以提高干预措施针对性为目标，实行人群细化分类干预策略，通过提高干预措施的针对性，精准施策，进而提高慢性病干预的有效性。目前，宝鸡地区 8 类人群的 47 项干预措施中有 39 项为我们自行设计，干预对照试验结果表明，该策略十分集约有效。

（4）体系创新。一般而言，慢性病干预要取得比较明显的成效常常需要较长的时间，而决策者常常希望能够在较短的时期内获得较为明显的效果。这就需要在提高慢性病干预策略的可行性、有效性基础上优化提升评价体系。进而最大化挖掘慢性病干预策略实际成效。为此，我们在已有研究与工作基础上，完善评价模式，优化评价指标，改进评价方法，创新评价体系。我们通过评价模式、指标、方法创新，形成了"分人群、多维度、多模型与方法、多时间点观测、21 项评价指标"有机结合的新的评价体系，干预对照试验表明，该评价体系富有绩效。

近年来，我们深入研学国内外已有研究成果，紧扣国家现行相关政策，紧紧立足宝鸡地区实际，在慢性病防控方面积极研究与探索，取得了一些阶段性成效。目前，政府主导推动、强化监测固本、示范先行引领、探索创新提升的宝鸡慢性病防控模式基本形成，为区域慢性病有效防控建立起了长效机制；同时，提高了慢性病防控投入与产出绩效，增强了有关方面的信心，赢得了多方支持。

尽管慢性病预防与控制具有较好的投入与产出绩效，但干预对照试验发现，提高慢性病干预措施的精准化程度有助于提高慢性病预防控制的实际效果。同时，评价维度、评价指标体系、评价方法等是否精细科学也关乎主要效果是否能较为客观地得到评估。为了尽早观测到实际干预效果，积极争取决策层政策、投入等支持，除干预策略尽可能精准外，评价体系的精细化程度也至关重要。特别是在西部地区等欠发达区域开展慢性病干预与评价工作，由于这些区域的经济社会发展水平不高，当地政府、社会及居民个人等对慢性病预防控制的重要性、必要性及紧迫性认识不足，为了尽早拿出有力证据说服有关方面加强慢性病预防控制工作，必须根据已有经验，结合当地实际，在慢性病干预策略和评价体系上进行深入探索。科学、可行、有效是慢性病干预策略和评价体系构建的核心。

2)高血压患病率较高，自我血压关注意识增强，但控制率、规范管理率有待进一步提高

2023 年，调查人群高血压患病率为 21.76%，其中男性为 21.70%、女性为 21.81%，随年龄增长呈明显上升趋势，尤其是 65 岁及以上年龄者有超过一半人患病（51.31%），其中男性患病率为 49.05%、女性患病率为 53.61%。2013 年、2018 年、2023 年调查人群高血压标化患病率分别为 20.41%、18.84%、19.84%[33-34]。上述结果表明，宝鸡地区居民高血压患病率总体有所下降，但 2023 年较 2018 年有所上升。

出现这样的结果，一方面可能与宝鸡地区年轻人口流出较多、新出生人口减少、辖区整体人口结构老龄化趋势加快有关，另一方面可能与当前经济形势下人们生活压力普遍较大有关，也不排除其他生活行为方式的影响。

2023年，调查人群血压测量率为72.7%，2013年和2018年的血压测量率分别为63.5%和59.6%，血压测量频次以"1个月内"测量为主，占58.6%；2013年和2018年的测量频次分别为44.1%和48.1%，血压测量率及"1个月内"测量为主频次提升表明居民自我血压关注意识逐步增强；高血压知晓率为96.0%，已知患病的高血压患者中近2周在服药的人数比例（即治疗率）为67.1%；已采用药物治疗的高血压患者中，血压得到有效控制者的比例（即控制率）为54.0%，控制效果有待进一步提高；35岁及以上高血压患者纳入基层卫生服务机构管理的比例（即健康管理率）为67.9%。根据《国家基本公共卫生服务规范（2011版）》[23]要求，纳入社区高血压患者健康管理的人群同时得到基层卫生机构所提供的每年至少4次的血压测量和用药、饮食、身体活动、戒烟、戒酒5个方面指导的比例（即规范管理率）较低，提示基本公共卫生服务项目实施质量仍需进一步提高。

尽管国家基本公共卫生服务项目有专项财政经费保障，《国家基本公共卫生服务规范》要求很具体、详细，但由于实施主体为基层医疗卫生机构有关人员，特别是西部欠发达地区基层医疗卫生机构技术力量比较薄弱，单靠基层人员实施这些项目，其质量和效果可想而知。诸多研究表明，由于诸多因素影响，国家基本公共卫生服务项目的实际效果并不理想[35-37]。

深入基层调查发现，血压、血糖控制较差者多为家庭经济收入较低和（或）文化程度较低的患者人群，这些人群多不重视血压、血糖控制，常以自我感觉有无不适作为是否需要服药的主要依据，实际生活中危险因素暴露较多，服药依从性较差。同时，也有部分高血压、糖尿病患者对基层医疗卫生机构人员缺乏信任，基层人员的随访意见在这部分人群中执行率较低。再者就是基层医疗卫生机构人员普遍存在技术指导针对性不强的问题，部分基层人员对指导患者增加或更换降压药、降糖药存在技术困难，有些担心指导不好，怕出现医患纠纷等。

国家基本公共卫生服务项目实施之初，作为欠发达地区，宝鸡地区面临尴尬境地。一方面，疾病预防控制机构想开展慢性病干预与评价等相关项目，但缺乏项目经费支撑，全人群、高危人群慢性病干预与防控项目至今尚未纳入国家重大公共卫生服务项目。另一方面，全国财政每年用于宝鸡地区基本公共卫生服务项目的经费达数亿之多，但由于技术力量薄弱等诸多因素影响，基本公共卫生服务项目质量很难达到国家规范要求。如何充分发挥这些项目资金作用，有效预防控制慢性病和促进居民健康，成为宝鸡地区当时必须思考的重大问题。

经过深入调研论证，宝鸡地区将协作性公共卫生管理理念引入了基本公共卫生服务项目管理，自2015年起，逐步建立起了市、县、乡、村一体化管理新机制。主要措施如下：

（1）精准化指导。①健全精准化指导技术规范，明确各级指导频次和指导内容，记录解决问题和取得实效情况，用制度规范指导，用规范提高指导精准化程度，有效加强上级专业公共卫生机构对下级专业卫生机构和基层医疗卫生服务机构的指导。②坚持针对问题指导，问题可由上级研判确定，也可由下级分析提出。对于普遍性问题，市、县/区集中研究解决；对于个性化问题，则深入一线帮助解决。③建立由有关方面专家组成的技术指导小组，并通过微信群等信息化手段，实现实时动态技术指导与咨询。

（2）全方位支持。①每年市级组织疾控、临床等有关方面专家举办一次全市基本公共卫生服务项目技术培训，旨在提高基层人员业务水平。②建立医联体等机制，实现市级技术力量下沉，每季度至少深入基层一次，帮助基层解决基本公共卫生服务项目实施过程中遇到的临床方面的具体问题。③建立疾控机构包抓基层机制，形成了市、县、乡、村"四级"联合推动基本公共卫生服务项目新格局。④坚持招聘和培养相结合，实施乡村振兴计划，加大基层招聘专业人员力度；实行基层人员免费到市级进修与培训政策，提升基层整体业务能力。⑤实施基层医疗卫生机构实验室检测能力达标工程，通过项目支持和上级结对帮扶，提高基层检验、检测能力。⑥细化、实化、具体化基本公共卫生服务项目内容、措施、指标，加快基层信息化建设进程，全方位提高基层基本公共卫生服务能力。

（3）立体化协作。①加强纵向协作，以疾病预防控制项目、工作、技术、科研等为纽带，以市疾病预防控制中心、县/区疾病预防控制中心、乡镇卫生院（社区卫生服务中心）、村卫生室（社区卫生服务站）为主体，健全纵向协作机制，压缩垂直协作层级，提高协作管理幅度，推进全市疾病预防控制扁平化管理，加速一体化进程。②打通横向协作。县/区卫生局、市级医疗卫生单位以慢性病防治为重点，建立健全医防合作机制，确保重点疾病防治工作取得实效。③将公立医院履行公共卫生职责纳入医院年度考核和医院等级复评审，将基本公共卫生服务项目实施效果纳入专业公共卫生机构考评范围，确保卫生系统内部协作机制率先建立。④以慢性病有效防控为导向，按照横向到边、纵向到底的原则，建立健全纵向和横向协作机制，探索建立大健康、大卫生、大疾控、大协作的新机制，打造宝鸡地区公共卫生管理协作机制新模式。

（4）科学化考核。①以《国家基本公共卫生服务规范》为指南，制订不同层级、不同机构、不同项目的过程考核指标体系，将考核分值分解至月度、季度、年度，促使实施基本公共卫生服务项目有关方面加强日常工作。②根据不同层级、不同机构、不同项目的实施效果情况，制订差异化结果考核指标体系，坚持结果导向，健全结果考核机制，引导有关方面提高工作实效。③坚持用过程考核衡量工作规范程度，用结果考核评价工作实际成效的原则，增加结果考核权重，细化、分解过程考核比例，引导有关方面规范工作、追求实效。

尽管宝鸡地区在提高基本公共卫生服务项目质量方面采取了很多办法，但从实际效果来看，仍需在相关措施落实、落细、落地上下功夫。

3）血糖异常率有所上升，自我血糖关注意识增强，治疗率、规范管理率有待进一步提高

2023 年，调查人群血糖异常率为 14.15%，男性（13.45%）低于女性（14.85%）。

2013 年、2018 年、2023 年调查人群血糖异常率标化后分别为 11.65%、13.00%、13.34%，呈上升趋势，女性上升较明显。上述结果表明，宝鸡地区居民血糖异常率总体有所上升。出现这样的结果，一方面可能与宝鸡地区年轻人口流出较多、新出生人口减少、辖区整体人口结构老龄化趋势加快有关，另一方面可能与疫情期间城乡居民活动量明显减少有关，加之宝鸡地区城乡居民多以面食为主，也不排除其他生活行为方式的影响。

2023 年，调查人群血糖测量率为 53.8%，2013 年和 2018 年的血糖测量率分别为 21.7%和 28.9%；血糖测量频次以"1 个月内"测量为主，占 56.1%；2013 年和 2018 年的测量频次分别为 37.1%和 42.7%，血糖测量率及"1 个月内"测量为主频次提升表明居民自我血糖关注意识逐步增强。糖尿病知晓率为 85.9%，已知患病的糖尿病人群中采取控制和治疗措施（包括生活方式干预和/或药物治疗）者所占比例（即治疗率）仅为 24.9%，已知患病的糖尿病人群中空腹血糖控制在 7.0mmol/L 及以下者所占比例（即控制率）为 60.5%，治疗比例有待进一步提高；35 岁及以上糖尿病患者纳入基层卫生服务机构管理的比例（即健康管理率）仅为 24.0%。根据《国家基本公共卫生服务规范（2011 版）》要求，纳入社区糖尿病患者健康管理的人群同时得到基层卫生机构所提供的每年至少 4 次的血糖测量和用药、饮食、身体活动、戒烟、戒酒 5 个方面指导的比例（即规范管理率）较低，提示基本公共卫生服务项目实施质量仍需进一步提高。

如前所述，近年来，针对基层医疗卫生机构实施基本公共卫生服务项目质量不高问题，我们想了很多办法，制订了不少措施，但从实际效果来看，夯实基础、建强基层仍任重道远，需要各级持续发力予以推动。

4）血脂异常率有所上升，需进一步加强防治工作

2023 年，调查人群自报血脂异常率为 4.51%，其中男性为 4.57%、女性为 4.44%，年度血脂检测率为 32.0%。2018 年、2023 年调查人群血脂异常率标化后分别为 3.85%、4.21%，有所上升，女性上升较明显。出现上述结果，一方面可能与宝鸡地区年轻人口流出较多、新出生人口减少、辖区整体人口结构老龄化趋势加快有关，另一方面可能与疫情期间城乡居民活动量明显减少有关，加之宝鸡地区城乡居民多以面食为主，也不排除其他生活行为方式的影响。

5）超重与肥胖率上升，需继续强化防控措施

2023 年，调查人群 BMI 显示超重、肥胖率为 36.14%，其中超重率为 31.40%、肥胖率为 4.74%，男性超重、肥胖率为 35.21%，女性超重、肥胖率为 37.08%。《中国居民营养与慢性病状况报告（2020 年）》显示，中国成年居民超重、肥胖率超过 50%[38]，宝鸡地区监测结果低于全国水平。2013 年、2018 年、2023 年调查人群标化超重、肥胖率分别为 31.66%、33.74%、35.69%，呈上升趋势[9,18]。出现上述结果，一方面可能与宝鸡地区整体人口结构老龄化趋势加快有关，另一方面可能与疫情期间城乡居民活动量明显减少有关，也不排除其他生活行为方式的影响。

6）其他慢性病

2023 年，调查人群自报冠心病发生率为 6.50%，脑卒中发病率为 3.41%，慢阻肺

发病率为 1.24%，恶性肿瘤发病率为 0.24%；慢阻肺知晓率为 28.3%。上述指标为调查人群自报结果统计，可能与实际情况有差异，仅供实际工作参考。

3.1.2 慢性病危险因素

1）吸烟率有所下降，二手烟暴露率仍较高

2023 年，调查人群现在吸烟率为 15.9%，日平均吸烟 14.6 支；现在不吸烟人群中，二手烟暴露率为 28.6%，其中男性（26.9%）低于女性（29.8%）。2013 年、2018 年、2023 年居民现在吸烟率分别为 34.9%、17.5%、15.9%。上述结果表明，宝鸡地区居民吸烟率总体呈持续下降趋势。这与宝鸡地区各县/区均为国家卫生城市（县城），市、县/区有关部门、单位等注重加强日常控烟工作，同时与居民自我保健意识增强、社会文明进步也有关。《中国慢性病防治中长期规划（2017—2025 年）》要求，到 2025 年，将 15 岁及以上人群吸烟率控制在 20% 以内[17]。2023 年的调查结果显示，宝鸡地区居民吸烟率已达到指标要求，需持续巩固成效。

2）饮酒率呈下降趋势，仍存在过量饮酒行为

2023 年，调查人群饮酒率为 4.0%，其中男性为 7.8%、女性为 0.3%；每周饮酒 1 或 2 次的比例为 3.4%，其中男性为 6.6%、女性为 0.3%；过量饮酒率为 0.5%。2013 年、2018 年、2023 年居民饮酒率分别为 12.5%、5.8%、4.0%。上述结果表明，宝鸡地区居民饮酒率总体呈持续下降趋势，且现饮酒率较低。宝鸡地区属暖温带半湿润气候区，辖区居民普遍没有喜欢饮酒的习惯。

3）膳食油、盐摄入仍超过推荐摄入量，其余种类未达到推荐摄入量，一半以上（57.3%）居民蔬菜、水果摄入不足，但膳食摄入状况在持续改善

2023 年，宝鸡市居民膳食摄入量调查结果显示：谷薯类、蔬菜类、水果类、蛋类、水产品、畜禽肉、大豆及坚果类、奶及奶制品、油、盐十类食物人均每日摄入量分别为 322.8g、352.3g、104.6g、30.8g、12.8g、37.1g、23.6g、74.7g、47.6g、6.4g，谷薯类、蔬菜类摄入达到中国居民平衡膳食宝塔（2022）的推荐摄入量，油、盐摄入超过推荐摄入量，其余种类未达到推荐摄入量。分性别看，男性谷薯类、蔬菜类、水产品、畜禽肉、油、盐人均每日摄入量高于女性，水果类、蛋类、奶及奶制品人均每日摄入量低于女性。分年龄看，谷薯类各年龄段均符合推荐量要求；蔬菜类仅≥85 岁年龄段未达到推荐量，其余各年龄段均达到推荐量要求；水果类各年龄段均未达到推荐量，摄入最少的是≥85 岁年龄段；蛋类各年龄段均未达到推荐量；水产品各年龄段均远未达到推荐量；畜禽肉≥15～45 岁年龄段达到推荐量，其余年龄段未达到推荐量；大豆及坚果类≥25～45 岁年龄段达到推荐量，其余年龄段未达到推荐量；奶及奶制品各年龄段均远未达到推荐量，摄入最少的是≥55～65 岁年龄段；油各年龄段均超过推荐量，且随年龄增长，摄入量呈现增加趋势；盐各年龄段均超过推荐量，且随年龄增长，摄入量呈现增加趋势。分县/区看，渭滨区、太白县的谷薯类、蔬菜类、畜禽肉、大豆及坚果类摄入均达到了推荐量要求，达到要求的食物种类数最多，摄入油较多的是凤县、太白县、扶风县，摄入盐较多的是陇县、千阳县、凤翔区。谷薯类、蔬菜类、水果类、蛋类、水产品、畜禽肉、大豆及坚果类、奶及奶制品、油、盐十类食物人均

每日摄入量达到推荐范围的比例分别为 14.0%、24.8%、11.4%、31.6%、4.1%、17.0%、8.6%、3.6%、32.1%、41.7%，谷薯类、蔬菜类、水果类、蛋类、水产品、畜禽肉、大豆及坚果类、奶及奶制品低于推荐量下限人数超过 50%，油、盐摄入量高于推荐量上限人数超过 50%（分别为 67.9%、58.3%）。人均每日蔬菜、水果摄入量为 456.9g，其中男性为 456.4g、女性为 457.4g，但根据世界卫生组织每日摄入蔬菜、水果不低于 400g 的建议，仍有 57.3% 的居民蔬菜、水果摄入不足，其中男性占 57.7%、女性占 56.9%；人均每日畜禽肉摄入量为 37.1g，其中男性为 40.8g、女性为 33.5g，但根据世界癌症研究基金会每日摄入畜禽肉不应超过 100g 的推荐，仍有 6.7% 的居民畜禽肉摄入过多，其中男性占 7.9%、女性占 5.6%。

2023 年的调查结果与 2018 年、2013 年比较[39-42]：蔬菜类、水产品、奶及奶制品三类食物人均每日摄入量有所增加，谷薯类、水果类、大豆及坚果类、油、盐五类食物人均每日摄入量有所减少，其中油从之前的 52.6g、49.8g 降低到 2023 年的 47.6g，盐从之前的 9.5g、7.6g 降低到 2023 年的 6.4g。蔬菜类、水产品、奶及奶制品三类食物各年龄段人均每日摄入量有所增加，谷薯类、水果类、大豆及坚果类、油、盐五类食物各年龄段人均每日摄入量有所减少。食物种类中达到推荐要求的县/区数量明显增加。谷薯类、水果类、大豆及坚果类摄入量达到推荐范围的比例有所降低，蔬菜类、蛋类、水产品、奶及奶制品、油、盐摄入量达到推荐范围的比例有所增加。宝鸡市居民蔬菜、水果摄入不足比例，畜禽肉摄入过多比例均有所降低。

4）身体活动不足比例较高，静态行为普遍

2023 年，调查人群经常参加体育锻炼的比例为 58.5%，其中男性为 60.8%、女性为 56.2%；身体活动不足的比例为 54.8%，其中男性为 52.7%、女性为 56.9%；平均每日总静态行为时间为 4.0 小时，其中男性为 3.9 小时、女性为 4.0 小时。

5）女性患病危险因素较普遍，检查比例不高

2023 年，调查人群有生育史女性中，巨大儿生产史占 1.2%，妊娠高血压史占 1.2%，妊娠糖尿病史占 0.6%；调查女性中，做过宫颈涂片检查或人乳头瘤病毒（HPV）检测的比例仅占 19.5%，做过乳腺检查的比例仅占 21.8%。

3.1.3 健康自评情况

宝鸡市居民总体健康体检率较高，自评情况较好。2023 年，调查人群近 1 年健康体检率为 36.3%，2013 年和 2018 年的监测数据分别为 23.6% 和 24.1%；近 1 个月内因疾病造成健康状况不好的天数平均为 1.51 天，因伤害造成健康状况不好的天数平均为 0.76 天，因紧张、压抑或情绪造成健康状况不好的天数平均为 1.03 天；近 1 个月内在身体活动方面，困难程度以没有困难为主（占 89.3%）；在生活起居方面，困难程度以不需要帮助为主（占 97.7%）；在身体疼痛或不适程度方面，以没有疼痛或不适为主（占 86.3%）；在集中精力方面，以没有困难为主（占 90.6%）；在社交方面，以没有困难为主（占 94.8%）；在辨认 20m 外熟人困难程度方面，以没有困难为主（占 88.5%）；在睡眠方面，困难程度以没有困难为主（占 82.9%），调查对象 1 天内累计睡眠时间平均为 7.5 小时；在感到悲伤、烦恼、情绪低落或抑郁的程度方面，以没有为主（占

88.0%）。健康状态自评分平均值为 86.1 分（以 100 分代表最好的健康状态，0 分代表最差的健康状况），其中男性、女性分别为 86.5 分、85.7 分。

3.1.4 慢性病防治核心知识知晓情况

2023 年，调查人群慢性病防治核心知识知晓率为 72.68%，其中男性为 73.56%、女性为 71.79%；癌症防治核心知识知晓率为 79.79%，总体知晓率与 2020 年（65.27%）相比略有提升[43]，表明慢性病健康教育宣传成效逐步显现。

3.1.5 健康中国行动部分指标情况

《健康中国行动（2019—2030 年）》要求，到 2022 年，部分主要指标要达到以下目标值：30 岁及以上居民高血压知晓率≥55%，18 岁及以上居民糖尿病知晓率≥50%，40 岁及以上居民慢阻肺知晓率≥15%，癌症防治核心知识知晓率≥70%，35 岁及以上居民年度血脂检测率≥27%，高血压及糖尿病患者规范管理率≥60%[44]。

2023 年的调查结果显示，宝鸡市 30 岁及以上居民高血压知晓率为 96.20%，18 岁及以上居民糖尿病知晓率为 86.10%，40 岁及以上居民慢阻肺知晓率为 28.80%，癌症防治核心知识知晓率为 79.79%，35 岁及以上居民年度血脂检测率为 36.77%，以上指标均达到了健康中国行动的要求。

3.2 主要建议

3.2.1 坚持预防为主

慢性病因较高的人群患病率、死因构成、巨大的疾病经济负担等，已成为公认的影响我国居民健康水平的重大问题。WHO 指出，慢性病在很大程度上可以通过有效的干预措施进行预防，如果慢性病的主要风险因素被消除，大约 3/4 的心脏疾病、中风和 2 型糖尿病以及 40% 的癌症能够得到预防[45]。尽管我国经济总量较高，但人均水平较低；同时，我国是人口大国，且人口结构老龄化程度日益加剧。如果不坚持预防为主，慢性病患病率将呈现更快的上升态势，不仅会给人群健康带来不可逆损害，也不利于全民健康目标实现，而且会造成更加巨大的疾病经济负担，给家庭、社会及政府基本医疗保障基金造成巨大支付压力。慢性病及其危险因素涉及面较广，做好慢性病预防工作需要政府主导、部门协作、专业机构支撑、全社会积极参与。人民健康是民族昌盛和国家强盛的重要标志，在全面建设社会主义现代化国家新征程中，我们应始终以人民健康为中心，在慢性病防治工作中坚持预防为主，将更多资源配置在慢性病预防控制领域，特别应在慢性病及其危险因素干预方面再下功夫，着力提高干预措施的科学性、针对性、有效性及现代化水平。

3.2.2 加强动态监测

进入新时代，我国居民慢性病发生及其危险因素流行水平的影响正在逐步发生深刻变化，既有积极因素，如居民健康知识知晓率提高、自我保健意识增强、文化程度提高、家庭人均可支配收入增加等，又面临一些挑战，如人口结构老龄化程度加深、膳食结构不合理、经常性运动不足、吸烟率仍较高等。从全国和国内部分地区慢性病及其危险因素调查研究结果看，各地相关情况不尽相同，同一地区不同时期相关情况也在发生变化，甚至在较长时段内，有些差异或变化还较大，需要我们持续加强慢性病及其危险因素动态监测，尽快健全区域慢性病及其危险因素动态监测数据库，为相关防控策略完善、调整及跟进提供科学依据。在国家定期开展抽样调查的基础上，建议各地应列支专项经费，定期开展区域慢性病及其危险因素调查，为提高慢性病防控策略的科学性和干预措施的有效性提供坚实支撑。

3.2.3　持续防控干预

如前所述，慢性病在很大程度上可以通过有效的干预措施进行预防。尽管慢性病防控的基本理念、政策、策略都已明确，但如何结合实际落地是问题的关键。特别是我们现在采取的干预措施是否有效、是否富有较高的投入与产出绩效、是否可以较大范围推广、是否可持续开展等，都需要我们重新审视。在开展慢性病防控过程中，我们应特别注意东、中、西部地区的慢性病及其危险因素流行水平、人群社会因素、可动员资源、可投入资金等差异，既坚持问题导向，更应注重结果导向。在提高慢性病防控策略和干预措施科学化、有效性基础上，持续推进这些策略、措施落实直接关乎实效防控效果，需要各级政府、相关部门、社会各界等久久为功。考虑到专业公共卫生机构力量比较有限，在持续防控干预中需要健全大协作机制，旨在通过机制创新，整合现有相关资源，充分发挥好现有存量资源的健康促进作用，提高慢性病防控的投入与产出绩效，为防控策略和干预措施的持续推广应用奠定坚实基础。为调动各方参与慢性病防控干预的积极性，各级应健全科学的评价考核体系和奖惩机制，推动慢性病防控干预工作持续深入开展。

3.2.4　科学评价提升

干预和评价的关系如同一鸟两翼，只有两端同时发力，实际效果才可能最优化呈现。目前，与慢性病干预研究相比，有关慢性病评价方面的研究相对较少。慢性病干预要最终产生效果，一般需要一定的时长，而对干预措施能否持续开展具有决定权者，常常需要及时获得干预的及时效果或预期情况，这就需要寻找尽可能敏感的评价指标，且这些指标最好能在慢性病干预与现行政策之间建立起关联，以便得到决策者的支持，使有效的防控策略和干预措施得到进一步应用与推广。在慢性病患病率持续较快上升，已成为影响居民健康主要因素的形势下，在研究更加有效的慢性病干预措施的同时，积极探究更加科学的评价体系显得十分重要。评价视野过窄、评价指标敏感性不高、评价方法单一可能导致干预效果产出周期较长或短期效果弱化，将极大影响决策者或投资方的信心。理论上，任何评价都无法做到完全意义上的精细。具体实践中，精细评价也似乎更像一种努力方向，即评价要尽可能精细，以提高评价的精细化程度。虽然我们尚不能给慢性病精细评价下一个确切定义，但根据我们现有研究结果，精细化评价至少应包括：①在评价维度确定上，应关注有关政策焦点，适当拓展评价视野或评价维度，有助于争取政府或决策者更多支持，便于研究成果应用与推广；②在评价指标选择上，应把握好"精"与"细"的关系，应该精炼优先，兼顾细致，评价指标过细，会增加评价的技术难度和实际投入，不利于实际应用与推广；③在评价方法应用上，应注重多种评价模型与方法应用，以挖掘尽可能多的干预效果，提高干预与评价的投入与产出绩效；④在整个评价体系构建上，应注意评价的体系化。

3.2.5 综合施策防控

1) 积极营造健康支持性环境，全面控制危险因素

各地应以县/区为单位，建设健康步道、健康主题公园等运动健身环境，提高各类公共体育设施开放程度和利用率，推动有条件的学校体育场馆设施在课后和节假日对公众有序开放，形成覆盖城乡、比较健全的全民健身服务体系，提高居民主动、经常锻炼的可及性，推动全民健身和全民健康深度融合。倡导绿色清洁生产，整洁城乡卫生，优化人居环境，加强文化、科教、休闲、健身等公共服务设施建设。以国家慢性病综合防控示范区建设为抓手，培育适合不同地区特点的慢性病综合防控模式。示范区建设要紧密结合健康县/区建设要求，与分级诊疗、家庭医生签约服务相融合，全面提升示范区建设质量，在强化政府主体责任、落实各部门工作职责、动员全社会提供全人群全生命周期慢性病防治管理服务、倡导每个人是自己健康第一责任人的理念等方面发挥示范引领作用，带动区域慢性病防治管理水平整体提升。履行《烟草控制框架公约》，加强辖区控烟立法，加大控烟检查力度。实施烟草与酒类税收政策，严格执行不得向未成年人出售烟、酒的有关法律规定，减少居民有害饮酒。调整和优化食物结构，倡导膳食多样化，推行营养标签，引导企业生产销售、消费者科学选择营养健康食品。

2) 大力加强健康教育，全面提升全民慢性病健康素养

建立健全健康教育体系，普及健康科学知识，教育引导群众树立正确健康观。卫生健康部门组织专家编制科学实用的慢性病防治知识和信息指南，由专业机构向社会发布，广泛宣传合理膳食、适量运动、戒烟限酒、心理平衡等健康科普知识，规范慢性病防治健康科普管理。鼓励机关、企事业单位开展工间健身和职工运动会、健步走、健康知识竞赛等活动，依托村(居)委会组织志愿者、社会体育指导员、健康生活方式指导员等，科学指导大众开展自我健康管理。发挥中医治未病优势，大力推广传统养生健身法。推进全民健康生活方式行动，开展"三减三健"(减盐、减油、减糖，健康口腔、健康体重、健康骨骼)等专项行动，开发推广健康适宜技术和支持工具，增强群众维护和促进自身健康的能力。创新和丰富预防方式，全面加强幼儿园及中小学营养均衡、预防肥胖、视力保护、口腔保健等健康知识和行为方式教育，实现预防工作的关口前移。充分利用主流媒体和新媒体开展形式多样的慢性病防治宣传教育，动员更多的社会力量参与健康知识普及工作，根据不同人群特点开展有针对性的健康教育宣传，持续提高居民重点慢性病核心知识知晓率，提升居民的健康知识水平和控制危险因素的技能，巩固健康教育成果，从而减少高血压、糖尿病、心脑血管疾病、肥胖等慢性病的发病风险。

3）广泛实施早诊早治，积极推动慢性病分类干预

全面实施 35 岁及以上人群首诊测血压，以便尽早发现高血压患者和高危人群，及时提供干预指导。社区卫生服务中心和乡镇卫生院逐步提供血糖/血脂检测、口腔预防保健、简易肺功能测定和大便隐血检测等服务。逐步将临床可诊断、治疗有手段、群众可接受、国家能负担的疾病筛检技术列为公共卫生措施。在高发地区和高危人群中，逐步开展上消化道癌、宫颈癌等有成熟筛查技术的癌症早诊早治工作。加强健康体检规范化管理，健全学生健康体检制度，推广老年人健康体检，推动癌症、脑卒中、冠心病等慢性病的机会性筛查。将口腔健康检查纳入常规体检内容，将肺功能检查和骨密度检测项目纳入 40 岁以上人群常规体检内容。按照一般人群、高危人群和患病人群分类登记，实施差异化干预策略。面向全人群，加强健康教育，健全健康支持性环境，提升全民健康素养，降低慢性病危险因素。面向高危人群，动员社会力量，加强检测筛查，积极开展行为干预，努力降低高危人群发病风险。充分发挥国家基本公共卫生服务慢性病有关项目作用，优质、规范地为慢性病患者提供基本公共卫生服务。加强医防合作，推进慢性病防、治、管整体融合发展，及时发现干预、规范管理慢性病高危人群及患者。疾病预防控制机构、医院和基层医疗卫生机构要建立健全分工协作、优势互补的合作机制。疾病预防控制机构负责开展慢性病及其危险因素监测和流行病学调查、综合防控干预策略与措施实施指导和防控效果考核评价；医院承担慢性病病例登记报告、危重急症患者诊疗工作，并为基层医疗卫生机构提供技术支持；基层医疗卫生机构具体实施人群健康促进、高危人群发现和指导、患者干预和随访管理等基本医疗卫生服务。

4）加强慢性病防控能力建设，不断完善慢性病监测体系

各级政府及相关部门应高度重视慢性病防控工作，健全领导体制和工作机制，针对本地区威胁居民健康的主要健康问题，研究制定具体方案，把慢性病及其危险因素监测和预防控制纳入政府工作规划，推动将健康融入所有政策，推进健康县/区建设，有效整合资源，形成工作合力，确保慢性病防控工作取得实效。明确具体的医疗机构承担对辖区内心脑血管疾病、癌症、慢性呼吸系统疾病、糖尿病等慢性病防治的技术指导。二级及以上医院要配备专业人员，履行公共卫生职责，做好慢性病防控工作。基层医疗卫生机构要根据工作实际，提高公共卫生服务能力，满足慢性病防治需求。统筹利用现有资源，不断完善慢性病监测网络，扩展监测内容和覆盖范围，提高慢性病及其危险因素监测与信息化管理水平。在公共卫生信息系统疾控业务应用系统中把慢性病及其危险因素、死因、肿瘤登记、心脑血管疾病和慢阻肺监测信息管理子系统纳入建设内容，完善全市慢性病发病、患病、死亡和危险因素监测数据库，健全信息管理、资源共享和信息发布等管理制度，结合城乡居民健康档案管理，加强慢性病信息收集、分析和利用，掌握慢性病流行规律和变化趋势。

参考文献

[1]王国强．中国疾病预防控制 60 年[M]．北京：中国人口出版社，2015．

[2]林光汶，郭岩，LEGGE D，等．中国卫生政策[M]．北京：北京大学医学出版社，2010．

[3]国家统计局．一九七九年国民经济计划执行结果的公报[EB/OL]．(2002-01-21)〔2023-10-10〕．https：//www.stats.gov.cn/sj/tjgb/ndtjgb/qgndtjgb/202302/t20230206_1901922.html．

[4]国家卫生健康委．2008 年我国卫生事业发展统计公报[EB/OL]．(2009-04-29)〔2023-10-10〕．http：//www.nhc.gov.cn/mohwsbwstjxxzx/s7967/200904/40250.shtml．

[5]国家卫生健康委．2009 年我国卫生事业发展统计公报[EB/OL]．(2010-04-09)〔2023-10-10〕．http：//www.nhc.gov.cn/mohwsbwstjxxzx/s7967/201004/46556.shtml．

[6]国家卫生健康委．2021 年我国卫生健康事业发展统计公报[EB/OL]．(2022-07-12)〔2023-10-10〕．http：//www.nhc.gov.cn/guihuaxxs/s3586s/202207/51b55216c2154332a660157abf28b09d.shtml．

[7]邓峰，吕菊红，高建民．2009—2016 年我国医改主要投入与产出分析[J]．中国卫生经济，2018(2)：11-13．

[8]国家卫生部．2001 年全国卫生事业发展情况统计公报[EB/OL]．(2002-04-26)〔2023-10-10〕．http：//www.nhc.gov.cn/mohwsbwstjxxzx/s7967/200805/34844.shtml．

[9]邓峰．中国西部地区慢性病预防控制研究：来自陕西省宝鸡地区的探索与实践[M]．西安：西安交通大学出版社，2020．

[10]余易安．陈竺：未来 30 年慢病将井喷[N]．健康时报，2009-11-05(1)．

[11]世界卫生组织．2018 年非传染性疾病国家概况．[EB/OL]．(2019-09-24)〔2023-10-10〕．https：//www.who.int/publications/i/item/9789241514620．

[12]Editorial. China's major health challenge：control of chronic diseases[J]. Lancet，2011，378(9790)：457．

[13]国家卫生健康委．2019 中国卫生健康统计年鉴[M]．北京：中国协和医科大学出版社，2019．

[14]滕海英，许丁才，熊林平，等．西安市社区老年人慢性病医疗需求与负担调查分

析[J].中国卫生统计，2013，30(2)：259-262.

[15]田淼淼，王芳，袁莎莎，等.山西省农村慢性病患者潜在医疗服务需求分析[J].中国农村卫生事业管理，2018，38(8)：985-987.

[16]WHO.预防和控制非传染性疾病(世界卫生大会WHA53.17决议)[EB/OL].(2000-05-20)[2023-10-10].http：//apps.who.int/gb/archive/pdf_files/WHA53/ResWHA53/c17.pdf.

[17]国务院办公厅.中国防治慢性病中长期规划(2017—2025年)[EB/OL].(2017-02-14)[2023-10-10].http：//www.gov.cn/zhengce/content/2017-02/14/content_5167886.htm.

[18]邓峰，宁建国.新形势下慢性非传染性疾病调查与防控策略研究[M].西安：西安交通大学出版社，2013.

[19]WHO.媒体中心实况报道非传染性疾病[EB/OL].(2023-09-06)[2023-10-10].https：//www.who.int/zh/news-room/fact-sheets/detail/noncommunicable-diseases.

[20]李镒冲，刘世炜，王丽敏，等.1990年与2010年中国慢性病主要行为危险因素的归因疾病负担研究[J].中华预防医学杂志，2015(4)：303-308.

[21]人体健康监测人体测量方法[S].WS/T424—2013.

[22]中国高血压防治指南修订委员会.中国高血压防治指南2010[J].中华高血压杂志，2011，19(8)：701-742.

[23]国家卫生计生委.国家基本公共卫生服务规范(第三版)[EB/OL].(2017-03-28)[2023-10-10].http：//www.nhc.gov.cn/ewebeditor/uploadfile/2017/04/20170417104506514.pdf

[24]中华医学会糖尿病学分会.中国2型糖尿病防治指南(2020年版)[J].中华糖尿病杂志，2021，13(4)：315-409.

[25]诸骏仁，高润霖，赵水平，等.中国成人血脂异常防治指南(2016年修订版)[J].中华心血管病杂志，2016(10)：833-853.

[26]赵文华.中国成人超重和肥胖症预防控制指南[M].北京：人民卫生出版社，2021.

[27]中国疾病预防控制中心慢病中心.中国慢性病及其危险因素监测报告(2007)[M].北京：人民卫生出版社，2010.

[28]中国营养学会.中国居民膳食指南(2022)[M].北京：人民卫生出版社，2022.

[29]赵文华，李可基，王玉英，等.中国人群身体活动指南(2021)[J].中国公共卫生，2022(2)：129-130.

[30]屈蒙，邓峰，王红林，等.宝鸡市15岁及以上居民慢性非传染性疾病情况调查[J].慢性病学杂志，2014，15(1)：35-39.

[31]范艳芳，杨颖，董义敏.中国≥18岁成年居民慢性病患病影响因素meta分析[J].中国公共卫生，2019，35(8)：1022-1026.

[32]曹新西，徐晨婕，侯亚冰，等.1990—2025年我国高发慢性病的流行趋势及预测[J].中国慢性病预防与控制，2020，28(1)：14－19.

[33]杨培荣，李睿，邓峰，等.宝鸡市居民高血压流行病学调查分析[J].医学动物防制，2014(4)：379－382.

[34]杨培荣，邓峰，屈蒙，等.陕西宝鸡市居民高血压及其危险因素分析[J].公共卫生与预防医学，2014(1)：29－32.

[35]宋奎勐，徐玲，孙晓杰，等.城乡基层医疗卫生机构基本公共卫生服务功能开展现状分析[J].中国卫生信息管理杂志，2012，9(1)：23－26.

[36]王芳，李永斌，丁雪，等.国家基本公共卫生服务项目实施进展及公平性[J].中国卫生政策研究，2013，6(5)：9－14.

[37]马茹君，纪艳.基本公共卫生服务项目开展现状分析与对策研究[J].包头医学院学报，2014，30(3)：21－23.

[38]心洁，壹图.《中国居民营养与慢性病状况报告(2020年)》国务院新闻办公室2020年12月23日新闻发布会(摘要)[J].中老年保健，2021(2)：14－21.

[39]王红林，邓峰，屈蒙，等.陕西省宝鸡市居民膳食营养与慢性病关系调查分析[J].现代医药卫生，2014(2)：205－207.

[40]王红林，邓峰，屈蒙，等.宝鸡市居民膳食模式因子与慢性病相关性分析[J].中国初级卫生保健，2013(12)：98－100.

[41]王红林，邓峰，屈蒙，等.2013—2018年陕西省宝鸡市居民膳食营养变迁特点[J].中国慢性病预防与控制，2019(1)：16－20.

[42]WANG H L，QU M，YANG P R，et al. Dietary patterns and cardio－cerebrovascular disease in a Chinese population[J]. Nutrition research and practice，2015，9(3)：313－318.

[43]赵丽，王红林，邓峰，等.2020年宝鸡市居民慢性病核心知识知晓率分析[J].医学动物防制，2022(11)：1119－1123.

[44]健康中国行动推进委员会.健康中国行动(2019—2030年)[EB/OL].(2019－07－09)[2023－10－10].https：//www.gov.cn/xinwen/2019－07/15/content_5409694.htm？Eqid＝b34dbd7f005df4ad00000003647fd723.

[45]WHO. Key facts on noncommunicable diseases[R/OL].(2023－09－16)[2023－10－10]. https：//www.who.int/news－room/fact－sheets/detail/noncommunicable－diseases♯cms.

附录　调查问卷

15 岁及以上居民慢性病及其危险因素调查表

第一部分　基本信息	
1	被调查者姓名：_____
2	性别：(1)男；(2)女
3	住址：_____县(区)_____乡镇(街道)_____村(居委会)
4	民族：(1)汉族；(2)回族；(3)其他。请填写_____
5	出生日期：_____年_____月_____日
6	文化程度：(1)文盲；(2)小学；(3)初中；(4)高中/技校/中专；(5)大专；(6)大学本科；(7)研究生及以上
7	婚姻状况：(1)未婚；(2)已婚；(3)同居；(4)离婚；(5)丧偶；(6)分居
8	职业类型：(1)工人；(2)农民；(3)军人；(4)行政干部；(5)科技人员；(6)医务人员；(7)教师；(8)金融财务；(9)商业服务人员；(10)家政服务；(11)离/退休人员；(12)待业；(13)学生；(14)其他
9	您目前参加了哪些医疗保险：(1)城镇职工医疗保险；(2)城乡居民医疗保险；(3)商业医疗保险；(4)公费医疗；(5)没参加任何医疗保险
10	您家户籍人口数(户口本上的人数)：_____人
11	近半年内，有_____人常住在家里
12	您家前一年总收入约为_____元(城镇居民家庭为可支配收入，农村居民家庭为纯收入)
13	请回忆您家前一年生活消费性支出
	其中，食品支出：_____元
	衣着及日用品支出：_____元
	交通、通信支出：_____元
	住房、水电及燃料支出：_____元
	教育支出：_____元
	文化及娱乐支出：_____元
	药品、医疗服务及用品支出：_____元
	其他支出：_____元
14	您的家庭人均月收入为：(1)<500元；(2)≥500~1000元；(3)≥1000~2000元；(4)≥2000~3000元；(5)≥3000~4000元；(6)≥4000~5000元；(7)≥5000~8000元；(8)≥8000元；(9)不知道
15	您的家庭人均居住建筑面积是：(1)<25m²；(2)≥25~50m²；(3)≥50~75m²；(4)≥75~100m²；(5)100 m²及以上

16	您家烹饪最常使用的燃料是：(1)电；(2)煤气/天然气/液化石油气；(3)沼气；(4)煤油；(5)煤炭；(6)柴草；(7)其他
17	您家饮用水的类型是：(1)自来水；(2)桶装/净化水；(3)井水；(4)其他，请填写_____ _____
18	从您家到最近的医疗机构有多少公里：(1)不足1公里；(2)≥1～3公里；(3)≥3～5公里；(4)5公里及以上
第二部分　慢性病患病情况	
19	过去12个月内，您是否患有经医生诊断的以下慢性病：高血压、糖尿病、冠心病、脑卒中、恶性肿瘤、慢性阻塞性肺疾病(如慢性支气管炎、肺气肿等)、哮喘、骨关节疾病(如骨关节炎、类风湿关节炎等)、颈腰部疾病(如颈椎病、腰肌劳损、椎间盘突出症等)、慢性消化系统疾病、慢性泌尿系统疾病等？(1)是；(2)否(跳问至37)
20	您是否曾被县/区级及以上医疗机构医生诊断为冠心病(包括无症状性心肌缺血、心绞痛、心肌梗死、缺血性心肌病等)？(1)是；(2)否
21	您是否曾被县/区级及以上医疗机构医生诊断为脑卒中(即脑血管病，包括出血性脑卒中，如脑出血、蛛网膜下腔出血；缺血性脑卒中，如脑血栓形成、脑栓塞)？(1)是；(2)否
22	您是否曾被县/区级及以上医疗机构医生诊断为慢性阻塞性肺疾病(如慢性支气管炎、肺气肿等)？(1)是；(2)否
23	您是否曾被县/区级及以上医疗机构医生诊断为哮喘？(1)是；(2)否
24	您是否曾被县/区级及以上医疗机构医生诊断为骨关节疾病(如骨关节炎、类风湿关节炎等)？(1)是；(2)否
25	您是否曾被县/区级及以上医疗机构医生诊断为颈腰部疾病(如颈椎病、腰肌劳损、椎间盘突出症等)？(1)是；(2)否
26	您是否曾被县/区级及以上医疗机构医生诊断为慢性消化系统疾病(如胃炎、胃溃疡、肝硬化等)？(1)是；(2)否
27	您是否曾被县/区级及以上医疗机构医生诊断为慢性泌尿系统疾病(如慢性肾炎、肾结石、前列腺炎等)？(1)是；(2)否
28	您是否曾被县/区级及以上医疗机构医生诊断为恶性肿瘤(包括全身恶性肿瘤和颅脑良性肿瘤)？(1)是；(2)否(跳问至30)
29	请填写肿瘤所属部位：_____
30	过去12个月内，您是否因慢性病住过医院？(1)是；(2)否(跳问至37)
31	您住院的慢性病名称：_____
32	如有住院，住了_____次。若回答住院次数超过1次，则以下问题询问最近一次住院情况；如果只有1次，就询问当次的情况
33	您是在下列的哪类医疗机构住的院？(1)乡镇街道卫生院/社区卫生服务中心；(2)县级医院；(3)市级医院；(4)省级医院；(5)省外医院；(6)其他，请填写：_____

34	本次住院医疗费用总共花了_____元(包括自己支付的和减免或报销的)
35	如果报销,总共报销了_____元(没有则填 0)
36	您本次住院所花费的车旅费、营养伙食费、陪护费、陪护人员住宿费等共计_____元(没有则填 0)
37	调查前 2 周内,您的身体是否有病伤的情况?(1)是;(2)否(跳问至 45) 注:2 周病伤指调查前 14 天内,符合下列情况之一者:①有就诊;②对病伤有医疗(如服药物或采用推拿按摩、热敷等辅助疗法);③因病伤,休工、休学或卧床 1 天及以上的情况(老年人明显精神不振、食欲减退或婴幼儿异常哭闹、食欲减退等)
38	2 周内,该病伤持续了_____天?(1~14 天)
39	2 周内,因该病伤卧床休息了_____天?(0~14 天)
40	2 周内,因该病伤休工了_____天?(0~14 天)
41	2 周内,因该病伤休学了_____天?(0~14 天)
42	2 周内,您是否因该病伤就诊过?(1)是;(2)否(跳问至 45)
43	2 周内,您为治疗本病伤总共花费的医药费用是_____元
44	2 周内,为看病总共花费的交通及其他相关费用是_____元
45	您的祖(外祖)父母、父母和兄弟姐妹中有没有人被医生诊断过患有下列慢性病?(可多选) (1)未被诊断患有任何慢性疾病;(2)高血压;(3)糖尿病;(4)冠心病;(5)脑卒中;(6)慢性呼吸系统疾病(如慢性支气管炎、肺气肿、哮喘等);(7)恶性肿瘤;(8)其他,请说明_____

女性生育史(有生育史的女性回答):

46	是否为有生育史的女性?(1)是;(2)否(跳问至 50)
47	是否生育过巨大儿(≥4kg)?(1)是;(2)否;(3)不知道
48	在怀孕过程中,是否患有妊娠高血压?(1)是;(2)否;(3)不知道
49	在怀孕过程中,是否患有妊娠糖尿病?(1)是;(2)否;(3)不知道

女性宫颈癌和乳腺癌筛查(仅限女性):

50	您的性别:(1)男(跳问至 55);(2)女(此问题是为了方便排除男性被调查者)
51	您有没有做过宫颈涂片检查或人乳头瘤病毒(HPV)检测?(1)有;(2)没有(跳问至 53);(3)不知道/记不清(跳问至 53)
52	最近一次 HPV 检测是在_____个月前
53	您有没有做过乳腺检查?(1)有;(2)没有(跳问至 55);(3)不知道/记不清(跳问至 55)
54	最近一次乳腺检查是在_____个月前

第三部分　健康自评情况

55	过去 12 个月内,您是否做过健康体检(不包括因病做的检查)?(1)是;(2)否
56	过去 30 天里,由于疾病造成您健康状况不好的天数为_____天
57	过去 30 天里,由于伤害造成您健康状况不好的天数为_____天

58	过去 30 天里，由于紧张、压抑或情绪问题造成您健康状况不好的天数为 _____ 天
59	总体来说，过去 30 天里，您在身体活动方面的困难程度为：(1)没有；(2)轻度；(3)中度；(4)重度；(5)极重度
60	总体来说，过去 30 天里，您在生活起居方面，如刷牙、洗脸、梳头、洗衣服等方面的困难程度为：(1)不需要帮助；(2)需要部分帮助；(3)无法完成
61	总体来说，过去 30 天里，您的身体疼痛或不适程度为：(1)没有；(2)轻度；(3)中度；(4)重度；(5)极重度
62	总体来说，过去 30 天里，您在集中精力方面的困难程度为：(1)没有；(2)轻度；(3)中度；(4)重度；(5)极重度
63	总体来说，过去 30 天里，您在社交方面的困难程度为：(1)没有；(2)轻度；(3)中度；(4)重度；(5)极重度
64	总体来说，过去 30 天里，您辨认 20m 外熟人的困难程度为：(1)没有；(2)轻度；(3)中度；(4)重度；(5)极重度
65	总体来说，过去 30 天里，您在睡眠方面的困难程度为：(1)没有；(2)轻度；(3)中度；(4)重度；(5)极重度
66	通常您 1 天的累计睡眠时间有多长：_____ 小时
67	总体来说，过去 30 天里，您感到悲伤、烦恼、情绪低落或者抑郁的程度为：(1)没有；(2)轻度；(3)中度；(4)重度；(5)极重度
68	我们想知道您今天健康状况的好坏，100 代表您想象中最好的健康状况，0 代表最差的健康状况，请为您今天的健康状况打一个分：_____ 分
第四部分　血压、血糖、血脂等情况	
69	您是否测过血压？(1)是；(2)否(跳问至 71)
70	您最近一次测血压是在什么时间？(1)1 个月内；(2)≥1~4 个月；(3)≥4~7 个月；(4)≥7~12 个月；(5)≥12 个月；(6)从来没测过血压
71	在参加本次调查之前，您是否知道自己的血压情况？(1)高于正常范围；(2)属于正常范围；(3)低于正常范围；(4)不知道
72	是否有医生诊断您患有高血压？(1)是；(2)否(跳问至 77)
73	您采取了什么措施来控制血压？(可多选)(1)按医嘱服药；(2)有症状时服药；(3)控制饮食；(4)运动；(5)血压监测；(6)其他：_____；(7)没采取任何措施
74	最近 2 周，您是否服用了降压药？(1)是；(2)否
75	您是否参加了基层医疗卫生机构提供的高血压随访管理？(1)是；(2)否(跳问至 77)
76	过去 12 个月内，基层医疗卫生机构医生为您提供过哪些高血压防治健康指导？(可多选)(1)测量血压；(2)用药指导；(3)饮食指导；(4)身体活动指导；(5)戒烟指导；(6)戒酒指导

77	您是否测过血糖？(1)是；(2)否(跳问至79)
78	您最近一次测血糖是在什么时间？(1)1个月内；(2)≥1～7个月；(3)≥7～12个月；(4)≥12个月；(5)从来没测过血糖
79	在参加本次调查之前，您是否知道自己的血糖情况？(1)高于正常范围；(2)属于正常范围；(3)低于正常范围；(4)不知道
80	是否有医生诊断您患有糖尿病？(如果是女性调查对象回答患有糖尿病，应询问是否是在怀孕期间患病。如果是，则不认为其患有糖尿病)(1)是；(2)否(跳问至84)
81	您采取了什么措施来控制血糖？(可多选)(1)口服药；(2)胰岛素注射；(3)控制饮食；(4)运动；(5)血糖监测；(6)其他：_____；(7)没采取任何措施
82	您是否参加了基层医疗卫生机构提供的糖尿病随访管理？(1)是；(2)否(跳问至84)
83	过去12个月内，基层医疗卫生机构医生为您提供过哪些糖尿病防治健康指导？(可多选)(1)测量血糖；(2)用药指导；(3)饮食指导；(4)身体活动指导；(5)戒烟指导；(6)戒酒指导
84	在参加本次调查之前，您知道自己是否患有慢阻肺吗？(1)患有；(2)不患有；(3)不知道
85	您过去一年中做过血脂检测吗？(1)做过；(2)没有做过；(3)不知道
86	是否有医生诊断您为血脂异常(甘油三酯、胆固醇、高密度脂蛋白、低密度脂蛋白任一项异常即为血脂异常)？(1)有；(2)没有(跳问至88)
87	您采取了什么措施来控制血脂？(可多选)(1)按医嘱服药；(2)控制饮食；(3)运动；(4)血脂监测；(5)其他：_____；(6)没采取任何措施
第五部分　吸烟情况	
88	您是否吸烟？(1)吸烟；(2)已戒烟(跳问至92)；(3)不吸烟(跳问至92)
89	您开始吸烟的年龄：_____岁
90	您目前的吸烟频度有多大？(1)每天吸；(2)偶尔吸(指每天吸烟5支或以下)(跳问至92)
91	最近一年您平均每天吸_____支烟
92	通常1周内，您一天里在室内吸入别人吸烟产生的烟雾(被动吸烟)累计超过15分钟的情况有_____天(没有则填0)
第六部分　饮酒情况	
93	您是否饮酒(饮酒指每周饮酒至少1次，连续半年以上)？(1)是；(2)否(跳问至97)
94	如果您饮酒，从开始饮酒至今有_____年
95	近半年，您的饮酒频率有多大？(1)每周至少饮酒3次；(2)每周饮酒1或2次
96	如果每周饮酒，您平均每次饮酒的量相当于多少标准饮酒单位(由调查员换算)：_____(1两40°及以上白酒＝2；1两40°以下白酒＝1.5；1斤葡萄酒＝5；1瓶啤酒＝2；1听啤酒＝1；1斤黄酒＝6.5)

第七部分　身体活动	
	身体活动是指骨骼肌收缩引起能量消耗的活动，包括职业活动、家务活动、业余活动、交通出行活动。 　　中等强度身体活动包括搬举轻物、快步走路、做装修工、做瓦工、做保洁、擦窗户、手洗衣服、拖地板、看护孩子、快走、慢跑、慢速游泳、打太极拳、打乒乓球、跳广场舞、扭秧歌、步行。 　　高强度身体活动包括搬运重物、人力挖掘、装卸、挑水、劈柴、中速跑步、中速游泳、踢足球、打篮球、打羽毛球、骑自行车。
97	通常1周您进行中等、高强度身体活动(包括四类之和)的频次：_____次
98	您平均每次锻炼多长时间：_____分钟
99	通常1天内，您累计有多少时间坐着、靠着或躺着(包括坐着工作、学习、阅读、看电视、用电脑、休息等所有静态行为的时间，但不包括睡觉时间)：_____小时
第八部分　饮食情况	
请回忆在过去1年中您所摄入的食物，并估计各类食物的食用频率和量(按可食部生重记录)：	
100	您在过去1年中摄入谷类(含杂豆类)食物的频次(单选题)： _____次/月；_____次/周；_____次/天；从来不吃
101	您在过去1年中每次摄入谷类(含杂豆类)食物_____g
102	您在过去1年中摄入薯类食物的频次(单选题)： _____次/月；_____次/周；_____次/天；从来不吃
103	您在过去1年中每次摄入薯类食物_____g
104	您在过去1年中摄入蔬菜类食物的频次(单选题)： _____次/月；_____次/周；_____次/天；从来不吃
105	您在过去1年中每次摄入蔬菜类食物_____g
106	您在过去1年中摄入水果类食物的频次(单选题)： _____次/月；_____次/周；_____次/天；从来不吃
107	您在过去1年中每次摄入水果类食物_____g
108	您在过去1年中摄入畜禽肉类食物的频次(单选题)： _____次/月；_____次/周；_____次/天；从来不吃
109	您在过去1年中每次摄入畜禽肉类食物_____g
110	您在过去1年中摄入水产品类食物的频次(单选题)： _____次/月；_____次/周；_____次/天；从来不吃
111	您在过去1年中每次摄入水产品类食物_____g
112	您在过去1年中摄入蛋类食物的频次(单选题)： _____次/月；_____次/周；_____次/天；从来不吃
113	您在过去1年中每次摄入蛋类食物_____个

114	您在过去 1 年中摄入奶及奶制品类食物的频次(单选题): _____次/月;_____次/周;_____次/天;从来不吃
115	您在过去 1 年中每次摄入奶及奶制品类食物_____g
116	您在过去 1 年中摄入大豆及坚果类食物的频次(单选题): _____次/月;_____次/周;_____次/天;从来不吃
117	您在过去 1 年中每次摄入大豆及坚果类食物_____g
118	近 1 年全家每月食用量(g):

植物油(一桶 5L 油约为 4700g)	_____g
动物油	_____g
盐(每袋 350g)	_____g
酱油	_____g
酱类(黄酱/豆瓣酱/甜面酱等)	_____g
味精/鸡精等	_____g
糖	_____g
醋	_____g

第九部分　慢性病防治核心知识知晓情况

119	严重危害居民健康和生命的慢性病有哪些?(1)心脑血管病;(2)癌症;(3)糖尿病;(4)慢性呼吸系统疾病;(5)不知道
120	慢性病的重要危险因素有哪些?(1)高血压;(2)高血糖;(3)高血脂;(4)超重/肥胖;(5)不知道
121	慢性病的发生与遗传因素有关系吗?(1)有关系;(2)没关系;(3)不知道
122	健康生活方式主要包括哪几个方面?(1)合理膳食;(2)适量运动;(3)戒烟限酒;(4)心理平衡;(5)不知道
123	改善生活方式可以有效预防慢性病吗?(1)可以;(2)不可以;(3)不知道
124	《健康中国行动(2019—2030 年)》提出每日食盐摄入量不高于多少克?(1)5g;(2)8g;(3)10g;(4)不知道
125	尽早发现早期征兆,积极采取有效措施,可以降低慢性病患病风险吗?(1)可以;(2)不可以;(3)不知道
126	慢性病患者需要及时就诊,进行规范治疗吗?(1)需要;(2)不需要;(3)不知道
127	防治心脑血管疾病的重要措施是预防和控制高血压、高血脂等危险因素,对吗?(1)对;(2)不对;(3)不知道
128	多数癌症是可以防治的,对吗?(1)对;(2)不对;(3)不知道
129	提高癌症患者的治疗效果,改善生活质量的重要手段是早发现、早诊断、早治疗,对吗?(1)对;(2)不对;(3)不知道

130	糖尿病的治疗，除要求血糖控制达标，还要求以下哪些指标保持正常？（1）体重；（2）血脂；（3）血压；（4）不知道
131	大气污染（比如雾霾天气的暴露）和慢性呼吸系统疾病有关系吗？（1）有；（2）没有；（3）不知道
132	戒烟能否有效延缓肺功能进行性下降？（1）能；（2）不能；（3）不知道
133	预防控制慢性病是政府的责任，个人无须对他人的健康负责，这种说法对吗？（1）对；（2）不对；（3）不知道

人体测量结果表

身高和体重

134	身高：_____cm（保留到小数点后一位）
135	体重：_____kg（保留到小数点后一位）
136	腰围：_____cm（保留到小数点后一位）

血压和心率

137	第1次读数：测量对象休息5分钟后第1次测量并记录	收缩压	_____mmHg
		舒张压	_____mmHg
		心率	_____次/分
138	第2次读数：测量对象休息5分钟后第2次测量并记录	收缩压	_____mmHg
		舒张压	_____mmHg
		心率	_____次/分
139	第3次读数：测量对象休息5分钟后第3次测量并记录	收缩压	_____mmHg
		舒张压	_____mmHg
		心率	_____次/分

血糖

140	空腹血糖：_____mmol/L（保留到小数点后一位）